W0257057

S. Jovanovic

CO_2-Laser in der Stapeschirurgie

Springer

Berlin
Heidelberg
New York
Barcelona
Budapest
Hongkong
London
Mailand
Paris
Santa Clara
Singapur
Tokio

Sergije Jovanovic

CO_2-Laser in der Stapeschirurgie

Eine Anleitung
zum operativen Vorgehen

Mit 90 Abbildungen

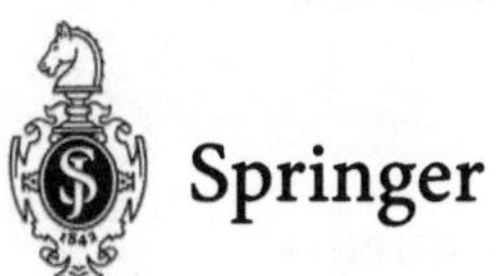

PD Dr. Sergije Jovanovic
Freie Universität Berlin
Hals-Nasen-Ohrenklinik
Hindenburgdamm 30
12203 Berlin

ISBN-13:978-3-642-80346-8

Die Deutsche Bibliothek – CIP-Einheitsaufnahme

Jovanović, Sergije
CO_2-Laser in der Stapeschirurgie : eine Anleitung zum operativen Vorgehen / Sergije Jovanovic. – Berlin ; Heidelberg ; New York ; Barcelona ; Budapest ; Hongkong ; London ; Mailand ; Paris ; Santa Clara ; Singapur ; Tokio : Springer, 1998
ISBN-13:978-3-642-80346-8 e-ISBN-13:978-3-642-80345-1
DOI: 10.1007/978-3-642-80345-1

Softcover reprint of the hardcover 1st edition 1998

Einbandgestaltung: de'Blik, Berlin
Herstellung: ProduServ GmbH Verlagsservice, Berlin
Satz: Fotosatz-Service Köhler OHG, Würzburg
SPIN: 10545298 26/3020 – 5 4 3 2 1 0 – Gedruckt auf säurefreiem Papier

Meiner Frau Keti
und Tochter Bianka
gewidmet

Vorwort

Das dauernde Bestreben, die Technik der Stapeschirurgie zu vervollkommnen, basiert auf dem Wunsch, die kritischen Momente dieses Eingriffs, und damit insbesondere die Gefahren für das Innenohr, zu minimieren. Daraus begründet sich die Suche nach einer „berührungslosen" Form der Stapeschirurgie. Die Anwendung von Laserstrahlen scheint der ideale Weg zur Verwirklichung dieser Vorstellung zu sein. Durch eine präzise und kontrollierte Bearbeitung der Mittelohrstrukturen mit dem Laserstrahl soll eine Optimierung der Technik der konventionellen Stapeschirurgie und eine Senkung der Inzidenz der Innenohrschäden erreicht werden.

Dieses Buch, ein Excerpt aus der Monographie „Der Einsatz neuer Lasersysteme in der Stapeschirurgie", beschäftigt sich mit dem Einsatz des CO_2-Lasers in der Steigbügelchirurgie. Es ist ein „Gewußt wie" sowohl für erfahrene als auch in Ausbildung befindliche Chirurgen, mit dem Sie jeden Schritt dieses sehr anspruchsvollen Eingriffs exakt nachvollziehen können.

Es wird in kurzer und straffer Form der Bogen von der klinischen Problemstellung über notwendige laborexperimentelle Voruntersuchungen und tierexperimentelle Ergebnisse zum klinischen Einsatz des CO_2-Lasers gespannt. Neben knappen Informationen über Lasersysteme, die Vorteile des CO_2-Lasers und die nötige Operationsausstattung umfaßt dieses praxisbezogene Buch eine detaillierte Operationsanleitung auch für schwierige anatomische Situationen, veranschaulicht durch zahlreiche schematische Zeichnungen und intraoperative Aufnahmen.

Die aus experimentellen Arbeiten und zahlreichen Operationen gewonnenen sicheren und effektiven Laserparameter können nach Studium dieses Buches auf andere CO_2-Laser- und Applikationssysteme übertragen werden. Damit wird der chirurgisch tätige Hals-Nasen-

Ohren-Arzt, der den Umgang mit dem CO_2-Laser bereits auf anderen Gebieten seines Fachs regelmäßig praktiziert, in die Lage versetzt, diesen nun auch in der Steigbügelchirurgie sinnvoll einzusetzen, um die Komplikationsrate dieses für das Innenohr gefährlichsten Mittelohreingriffs zu senken und die erzielten Hörergebnisse, insbesondere bei Revisionsoperationen entscheidend zu verbessern.

Obwohl der relativ neue technologische Fortschritt des Lasereinsatzes in der Stapeschirurgie zunehmend an Akzeptanz gewinnt, muß mit Nachdruck darauf hingewiesen werden, daß der Laser nur ein Instrument ist, obgleich ein hochentwickeltes, und kein Ersatz für das Wissen, die Erfahrung, das Urteilsvermögen und die Handfertigkeit des Chirurgen.

Um mit H.P. House zu sprechen: „Es sind nicht die Instrumente oder die Technik, die zwingend zum Erfolg führen, sondern vielmehr die Achtsamkeit und die die Instumente kontrollierenden Hände des Chirurgen."

Dennoch stellt die berührungslose, präzise und kontrollierte Anwendung des CO_2-Lasers in der Steigbügelchirurgie sowohl bei Erst- als auch bei Revisionsoperationen eine Optimierung der konventionellen operativen Technik dar und läßt eine Verbesserung der Hörergebnisse und Reduktion der Komplikationen erwarten.

Obwohl das Buch von einem einzelnen Autor geschrieben wurde, waren an seiner Entstehung weitere Mitarbeiter der HNO-Klinik im Klinikum Benjamin Franklin der Freien Universität Berlin beteiligt. Herrn Dipl.-Ing. U. Schönfeld, Mitarbeiter im akustischen Forschungslabor, danke ich für die unermüdliche Unterstützung und Begleitung bei der Durchführung und Dokumentation der experimentellen Arbeiten. Herr W. Bierhals hat für die optimalen technischen Voraussetzungen bei den Experimenten und Operationen gesorgt und entscheidend bei der Videodokumentation mitgewirkt. Frau J. Duesterberg verdanke ich die histologische Aufbereitung der tierexperimentellen Präparate und die Fotodokumentation, außerdem war sie eine zuverlässige Hilfe bei der Erstellung des Manuskriptes. Frau D. Golle, Herrn H. Hensel und Frau S. Bisson gilt mein besonderer Dank für ihre unermüdliche Hilfe bei der Sammlung und Auswertung der audiologischen Daten. Mit großem Können hat Frau M. Peters aus der Graphikabteilung die Zeichnungen angefertigt. Für das Lesen von Korrekturen sowie die fachliche Beratung bedanke ich mich bei Herrn Dr. B. Sedlmaier.

Frau Dr. H. Berger vom Springer-Verlag war außerordentlich bemüht, die Wünsche des Autors bei der Ausstattung und Herstellung des Buches zu erfüllen.

Vorschläge zu Verbesserungen oder auch kritische Anmerkungen der Leser werden gerne entgegengenommen.

Berlin, im September 1997 S. Jovanovic

Physikalische Größen und Einheiten

Formelzeichen	Einheit	Bezeichnung
A	m^2	Perforationsfläche
E	W/m^2	Leistungsdichte
HL	dB	hearing level
Hv	dB	Hörverlust
L_p	dB	Schalldruckpegel
L_{AF}	dB (dB(A))	A-bewerteter Schalldruckpegel mit der Zeitbewertung „Schnell" („Fast")
P	W	Leistung
P_{eff}	W	mittlere Leistung (Durchschnittsleistung)
P_{sp}	W	Pulsspitzenleistung
Q	J	Energie
SPL	dB	sound pressure level $\equiv L_p$ spez. L_{AF}
T	°C, K	Temperatur
V	m^3	Volumen
c_w	J/gK	spezifische Wärmekapazität
d	m	Durchmesser
f	m	Brennweite
f	Hz	Frequenz
f_p	Hz	Pulswiederholrate (Repetitionsrate)
l	m	Längenmaß
p	Pa	Schalldruck (1 Pa = Nm^{-2})
t	s	Zeit, Pulsdauer
t_a	s	Anstiegszeit
t_{HWB}	s	Halbwertsbreite eines Laserpulses
t_{krit}	s	charakteristische Zeit der Lasereinstrahlung für die Art der Schädigungsausprägung, kritische Zeit
v	m/s	Schallschnelle
α	m^{-1}	Absorptionskoeffizient
λ	m	Wellenlänge
λ	W/mK	Wärmeleitfähigkeit

Abkürzungen

ÄHZ	Äußere Haarzellen
HeNe	Helium-Neon
IHZ	Innere Haarzellen
IR	Infrarot
KTP	Kalium-Titan-Phosphat (Kristall)
MedGV	Medizingeräteverordnung
MPG	Medizinproduktegesetz
NiCr-Ni	Nickelchrom-Nickel
SAP	Summenaktionspotential
TA Lärm	Technische Anleitung zum Schutz gegen Lärm
TEM	Transverse Electromagnetic Mode
UV	Ultraviolett
cw	continuous wave

Inhalt

KAPITEL 1

Einleitung 1

Seit der Wiederentdeckung der Stapesmobilisation durch Rosen (1952) und der erstmaligen Beschreibung der Stapedektomie durch Shea (1958) wurden zahlreiche Modifikationen der operativen Behandlung der Otosklerose angegeben. Es kommen heute hauptsächlich zwei Operationsmethoden zur Anwendung:

- die Stapedektomie und
- die Stapedotomie.

Der Stapedotomie wird heute zunehmend der Vorzug gegeben, in der Hoffnung, die Inzidenz der als Komplikation auftretenden Schallempfindungsschwerhörigkeiten oder gar Ertaubungen zu senken. Marquet et al. (1972), Smyth und Hassard (1978) und Fisch (1979) wiesen auf die Vorteile der Stapedotomie hin:

- postoperativ signifikant bessere Knochenleitung und geringere Ertaubungsrate,
- bessere Stabilität der Prothese mit signifikant besserer Luftleitung und
- kleinerer Einfluß der Prothesenlänge auf das Innenohr.

Auch McGee (1981) stellte fest, daß die Stapedotomie oder „small fenestra technique" weniger traumatisierend für das Innenohr ist und die postoperativen Innenohrschäden im Hochtonbereich seltener auftreten als bei der Stapedektomie. Die Tatsache, daß dennoch zahlreiche Modifikationen der Technik in der Stapeschirurgie existieren, macht deutlich, daß das ideale operative Verfahren noch nicht gefunden ist.

Die Häufigkeit der weltweit gesehenen und in der Literatur beschriebenen hochgradigen Schwerhörigkeiten oder Ertaubungen nach Stapedektomie schwankt zwischen 0,05 und 7% (Vernick 1986). Unerfahrenheit führt insbesondere in der Stapeschirurgie zu deutlich schlechteren postoperativen Ergebnissen (Shah 1981; Shapira et al. 1985; Smith u. Hopp 1986). So fand Moriarty (1990) heraus, daß erfahrene Chirurgen (consultant surgeons) ein „gutes Ergebnis" (postoperatives Air-Bone-Gap ≤10 dB) in 88% der Fälle erzielten, dagegen vergleichsweise weniger erfahrene (senior registrars) dieses nur bei 65% der Patienten erreichten.

Besonders in Nordamerika wird deshalb auf die Bedeutung der Effizienz des Assistententrainings in der Stapeschirurgie hingewiesen (Vernick 1986; Levenson et al. 1987; Coker et al. 1988).

Morrison (1979) ermittelte für die Stapedektomie Komplikationsraten in Abhängigkeit vom Erfahrungsgrad des Ohrchirurgen. Bei der Durchsicht von 1000 Fällen gab er eine Ertaubungsrate von 4% für die ersten 50 Fälle, von 2% für die nächsten 50 Fälle, keinen Hörverlust für die weiteren 500 Fälle und von 0,25% für die verbliebenen 400 Fälle an.

Diese Ausführungen verdeutlichen, daß die operative Behandlung der Otosklerose nicht nur einer der erfolgreichsten Eingriffe in der Ohrchirurgie ist, sondern zugleich einer der operationstechnisch anspruchsvollsten und gefährlichsten für das Innenohr.

Der Gedanke, den Laser als ein berührungsfreies und präzises Instrument in der Stapeschirurgie einzusetzen, basiert auf dem Wunsch, die Komplikationsrate dieses Eingriffs durch weitere Optimierung der Operationstechnik zu senken.

Die in der konventionellen Stapeschirurgie auftretenden Komplikationen (Schallempfindungsschwerhörigkeiten, Ertaubungen etc.) werden auf verschiedene Ursachen zurückgeführt, allen voran auf die unzulängliche manuelle Technik mit einer direkten oder indirekten Schädigung des Corti-Organs.

Ziel der Stapedotomie mit dem Laser ist es, eine Bearbeitung des Stapes so zu ermöglichen, daß eine größtmögliche Schonung des Innenohres gewährleistet ist und keine Schädigung der verbleibenden Mittelohrstrukturen auftritt. Befürworter der Lasertechnik stimmen darin überein, daß die berührungslose Vaporisation des das Vestibulum bedeckenden Knochens mit dem Laserstrahl für das Innenohr weniger traumatisierend ist als die manuell-instrumentelle Extraktion oder Perforation der Stapesfußplatte. Grundsätzlich gilt jedoch auch, daß die Absorption von Bestrahlungsenergie und die Erzeugung von Wärme durch den Laser eine potentielle Gefahr für die membranösen Strukturen des Innenohres bei der Perforation der Stapesfußplatte darstellen.

In der Stapeschirurgie wurden bisher vereinzelt thermisch wirkende Laser (Argon-, KTP-532- und CO_2-Laser) im getakteten Dauerstrichbetrieb (continuous wave, *cw*) eingesetzt. Über deren Wirksamkeit und Sicherheit bestehen bis heute widersprüchliche Aussagen (Lyons et al. 1978; DiBartolomeo u. Ellis 1980; Perkins 1980; DiBartolomeo 1981; Thoma et al. 1981, 1982 und 1986; Thoma 1984; Gantz et al. 1982; Vollrath u. Schreiner 1982 a und b, 1983 a und b; McGee 1983; Lesinski 1989, 1990 a und b; Lesinski u. Stein 1992; Lesinski u. Newrock 1993; Palva 1987; Silverstein et al. 1989 und 1994; McGee u. Kartush 1990; Bartels 1990; Vernick 1990; Horn et al. 1990 und 1994; Gherini et al. 1990; Fischer et al. 1990 und 1992; Jovanovic et al. 1990, 1991 a und b, 1992 a, b und c, 1993 a, b und c, 1995 a–g, 1996 a, 1997 a und Jovanovic 1996; Hodgson und Wilson 1991; Pfalz et al. 1991; Lim 1992; Strunk et al. 1992; Schönfeld et al. 1994; Haberkamp et al. 1996; Vernick 1996).

Dies hat zunächst zur Skepsis – insbesondere auch im deutschsprachigen Raum – bezüglich ihrer Anwendung in der Stapeschirurgie geführt. Nicht zuletzt seit unseren experimentellen und klinischen Studien, die die Eignung des im fernen Infrarotbereich strahlenden CO_2-Lasers für die Stapedotomie belegen (Jovanovic et al. 1990, 1991 a und b, 1992 a, b und c, 1993 a, b und c, 1995, 1996 a, 1997 a und Jovanovic 1996), findet der Laser in neuerer Zeit zunehmend Akzeptanz und Verbreitung in der Ohrchirurgie.

Insbesondere bei Revisionsstapedotomien mit dem CO_2-Laser belegen klinische Studien signifikant bessere Hörergebnisse als bei konventionell durchgeführten Operationen (Lesinski u. Stein 1992; Lesinski und Newrock 1993; Haberkamp et al. 1996; Jovanovic et al. 1997 a).

Untersuchungen aus neuerer Zeit zeigen, daß neuartige gepulste Lasersysteme (Excimer-, Holmium: YAG-, Erbium: YSGG-, Erbium: YAG-, CO_2-Laser), die nahezu athermisch wirken können, sich für die Stapesbearbeitung ebenfalls als effizient und sicher erweisen könnten (Schlenk et al. 1990; Segas et al. 1991; Kautzky et al. 1991; Fischer et al. 1990 und 1992; Jovanovic et al. 1990, 1992 a, b und c, 1993 a, b und c, 1995, 1996 b, 1997 b und Jovanovic 1996; Prapavat et al. 1992; Hommerich u. Hessel 1991; Hommerich u. Schmidt-Elmendorf 1993; Pfalz et al. 1992; Stubig et al. 1993; Zrunek et al. 1993; Schönfeld et al. 1994; Pratisto et al. 1996; Shah et al. 1996; Nagel 1996).

Die bisherigen experimentellen Untersuchungen über die Anwendbarkeit und Eignung des Lasers für die Stapedotomie unterscheiden sich z. T. erheblich im Aufbau, in der Wahl der Methoden und der Durchführung. Unter Berücksichtigung dieser Studien wurden vom Autor die Ergebnisse der kontinuierlich strahlenden (cw-) und gepulsten Laser im direkten Vergleich überprüft und mit adäquaten experimentellen und analytischen Methoden neu bewertet.

Über die bisherigen wichtigsten experimentellen und klinischen Ergebnisse wurde bereits in der Monographie „Der Einsatz neuer Lasersysteme in der Stapeschirurgie" vom Autor ausführlich berichtet (Jovanovic 1996). In diesem Buch soll besonders auf die experimentellen Ergebnisse der CO_2-Laserstudien des Autors eingegangen werden.

Kapitel 2

Wirkung der Laserstrahlung bei der Stapedotomie 2

Um den Lasertyp und die Lichtapplikationsart zu determinieren, die sich für den Einsatz in der Stapeschirurgie am besten eignen und eine sinnvolle Alternative zur konventionellen Stapedotomie darstellen könnten, ist zum einen das Gewebeabtragungsvermögen und damit die Effektivität eines Lasers für die Steigbügelbearbeitung und zum anderen die dabei auftretende thermische und akustische Belastung des Mittel- und Innenohres von entscheidender Bedeutung.

2.1 Übersicht über verwendete Betriebs- und Applikationsarten der CO_2-Laserstrahlung

Untersucht wurden zwei Betriebsarten:

- der kontinuierlich strahlende (cw) und
- der Superpulsmode,

und drei Applikationsarten der CO_2-Laserstrahlung (10 600 nm):

- die Einfachapplikation eines großen Strahldurchmessers und
- die Mehrfachapplikation eines kleinen Strahldurchmessers sowie
- die Applikation der Laserstrahlung mit rotierenden Spiegeln.

Der Superpulsmode ist eine „quasi gepulste“ Betriebsart und setzt sich aus einer hohen Anzahl kurzer Einzelpulse (90–120 µs) hoher Pulsspitzenleistung P_{sp} (ca. 300 W) zusammen. Die Einzelpulslänge ist nicht variierbar, doch kann indirekt über das einstellbare Zeitintervall (Pulsdauer t (s)) die Anzahl der einwirkenden Einzelpulse verändert werden. Die Einstellmöglichkeiten hängen von den gewählten mittleren Leistungen P_{eff} (W) ab. Die einstellbare Leistung (bis 13 W) entspricht dabei einer Durchschnittsleistung, die sich aus dem Produkt der Pulshalbwertsbreite t_{HWB} (s), der Pulsspitzenleistung und der Pulswiederholrate f_p (Hz) zusammensetzt. Sie wird durch eine Variation der Pulspausen bei konstanter Pulsbreite erreicht.

Bei der Applikation der Laserstrahlung mit rotierenden Spiegeln beschreibt der fokussierte Laserstrahl innerhalb einer Zeit von 0,05 bzw 0,1 s eine Kreisbewegung (Lissajous-Figur bzw. Spiralfigur). Diese ermöglicht die Bestrahlung größerer Flächen auch mit einem Laserstrahl kleineren Durchmessers.

2.2 Über Grundlagen der Laserwirkung im Gewebe

Beim Auftreffen des Laserstrahls auf Gewebe können prinzipiell drei Ereignisse eintreten:

- Remission (gestreute Reflexion),
- Absorption und/oder
- Transmission und hier in geringem Prozentsatz Reflexion.

In Gewebe eindringende Strahlung wird z.T. absorbiert, z.T. gestreut und z.T. transmittiert. In Abhängigkeit von der Wellenlänge können bis zu 60% der einfallenden Strahlung remittiert werden. Die Streuung hängt zum einen von der Inhomogenität der bestrahlten Gewebestrukturen und zum anderen von der Wellenlänge des Laserstrahls ab. Da nur absorbierte Energie in andere Energieformen umgewandelt werden kann, bestimmt die Absorption die optische Eindringtiefe der Laserstrahlung.

Die verschiedenen Wirkungen der Laserstrahlung im Gewebe werden durch laser- und gewebespezifische Parameter bestimmt.

Die laserspezifischen Parameter setzen sich entsprechend der jeweiligen Betriebsart des Lasers unterschiedlich zusammen. Für die Beschreibung der kontinuierlich strahlenden Lasersysteme sind folgende Angaben erforderlich:

- Wellenlänge λ (µm),
- Leistung P (W),
- effektiver Strahldurchmesser d (mm),
- Leistungsdichte E (W/cm^2) und
- Pulsdauer t (s).

Bei den gewebespezifischen Parametern unterscheidet man optische und thermische Gewebeeigenschaften. Von den optischen Eigenschaften ist der Absorptionskoeffizient (α), der über den Wellenlängenbereich üblicher Laser (λ = 0,2–10 µm) in Abhängigkeit von der Wellenlänge um 4 Größenordnungen schwankt (Scholz u. Grothues-Spork 1992), bei der Laserbearbeitung von Gewebe mit thermischen Lasersystemen ein bedeutender Prozeßparameter.

Die Absorption wird indirekt über die Messung der Transmission bestimmt. Dabei werden Reflexion und Streuung nicht berücksichtigt, so daß nur eine relative Aussage über den Absorptionskoeffizienten möglich ist. Während die Streuung im UV-Bereich sehr groß ist, ist sie im Infrarot-(*IR*-)Bereich vernachlässigbar. Die Messung der Transmissionseigenschaften eines menschlichen Steigbügels im UV (300 – 400 nm)- und im mittleren IR-(2,5–22 μm-)Wellenlängenbereich zeigt keine spezifischen Absorptionsbanden im UV-Bereich und eine deutliche Verringerung der Transmission im IR-Bereich bei 3, 5 und um 10 μm (mit einem Minimum unter 10 μm) (Abb. 2.1). Ein ähnliches Transmissionsspektrum ergibt sich auch bei der Kompakta eines humanen Oberschenkels mit einem Absorptionsmaximum im IR-Bereich bei einer Wellenlänge um 10 μm (Abb. 2.2). Damit sind Kompakta und Steigbügel hinsichtlich ihrer Absorptionseigenschaften vergleichbar.

Die verschiedenen Wirkungen der Laserstrahlung im Gewebe hängen vor allem von der applizierten Leistungsdichte und der Pulsdauer ab.

Bei den untersuchten CO_2-Lasern handelt es sich um thermisch wirkende Laser. Unter der thermischen Wirkung versteht man im wesentlichen das Verdampfen (hier Schneiden und Perforieren) und Karbonisieren von Gewebe. Die thermische Gewebewirkung beruht auf einer Absorption der Laserstrahlung und Umwandlung der Laserenergie in Wärme. Die Stärke der Absorption hängt von der Gewebeart und der Laserwellenlänge ab.

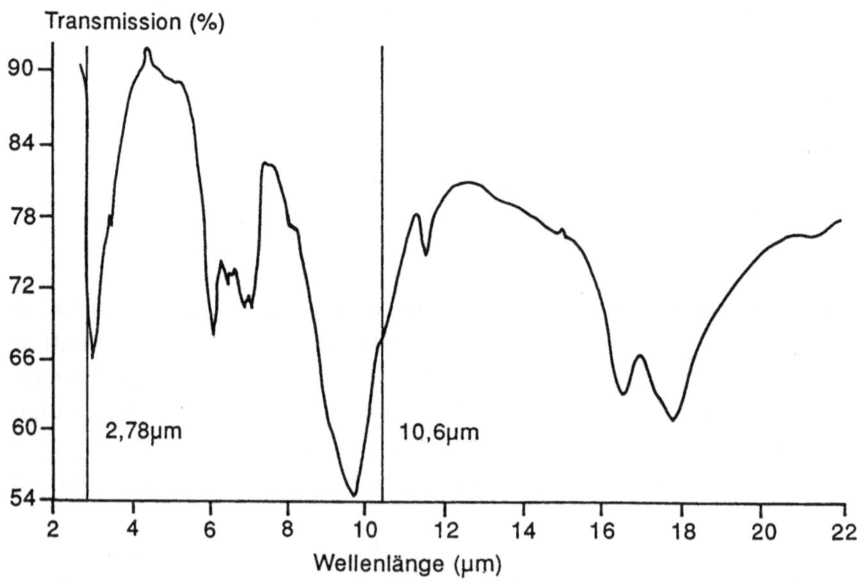

Abb. 2.1. Transmissionsspektrum eines menschlichen Steigbügels im IR-Bereich

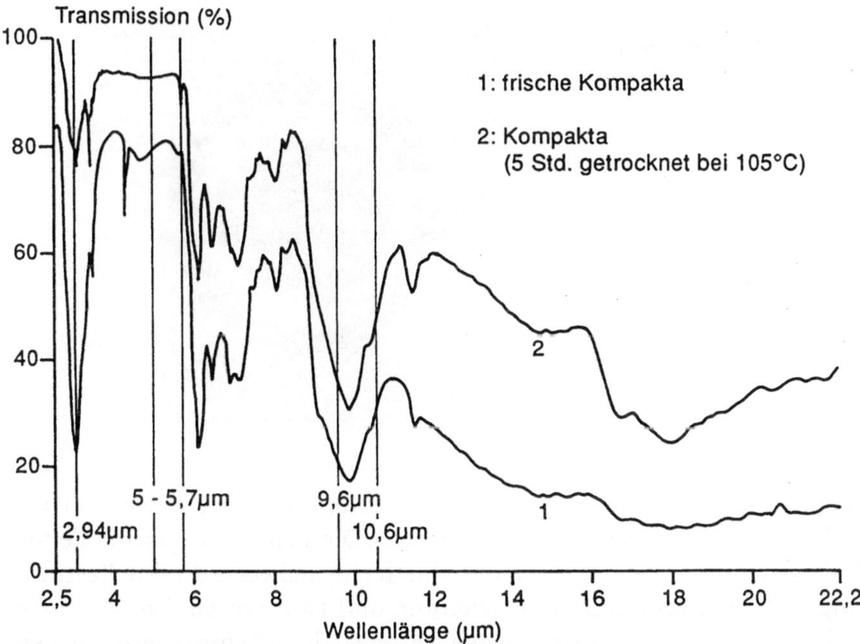

Abb. 2.2. Transmissionsspektrum der Kompakta eines menschlichen Oberschenkelknochens im IR-Bereich. (Scholz u. Grothues-Spork 1992)

Aufgrund des hohen anorganischen Gewebeanteils im Knochen sind die thermischen Schädigungszonen stärker ausgeprägt und unterscheiden sich von denen des Weichgewebes.

Die thermischen Zonen, die sich konzentrisch um die Perforation ausbilden, bestehen aus einer weiß glänzenden Kristallisationszone, einer schwarzen Karbonisationszone und einer rot-braun verfärbten Übergangszone (Abb. 2.3). Das Kristallisat entsteht aus der Kondensation von verdampften anorganischen Substanzen wie Hydroxylapatit und Ca-Phosphat (Temperaturen über 300 °C), die sich an der kälteren Perforationsinnenwand absetzen und durch den Perforationsdruck nicht herausgeschleudert werden. Die Schmelzprodukte der Kristallisationszone schlagen sich örtlich in unterschiedlichem Ausmaß nieder und sind je nach Wahl der Laserparameter mit dem Perforationsrand glasartig fest verbunden oder sitzen diesem locker auf. Aufgrund der optischen Eigenschaften des Kristallisates (hohe Reflexion) ist seine Entstehung und Ausdehnung einer der wesentlichen Faktoren für die Bewertung der Effektivität und Reproduzierbarkeit der Perforationswir-

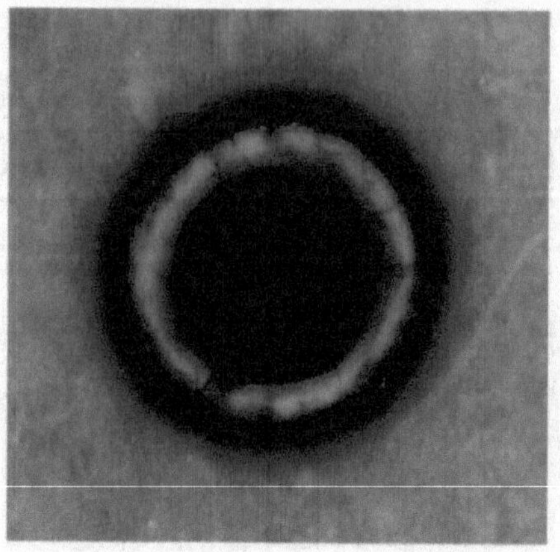

Abb. 2.3. Thermische Zonen nach Perforation der Kompakta mit dem CO_2-Laser ($E = 6000\ W/cm^2$; $t = 0{,}1\ s$)

kung der Laserstrahlung (erreichbarer Perforationsdurchmesser, erforderliche Zahl der Laserapplikationen etc.). Die sich radial anschließende Karbonisationszone entsteht außer durch eine teilweise direkte Bestrahlung des Gewebes durch Wärmeleitung und kann durch ihre schwarze Farbe eindeutig abgegrenzt werden. Die erreichten Temperaturen liegen hier über 150 °C.

Ebenso durch Wärmeleitung werden die morphologischen Veränderungen in der thermischen Übergangszone (Temperaturen um ca. 60 °C) verursacht. Das Gewebe wird hier koaguliert. Sie zeichnet sich gegenüber dem unveränderten Gewebe durch eine vermehrte braune Verfärbung aus, die vom Perforationsrand weg in hellere Brauntöne übergeht.

2.3 Gewebeabtragungsvermögen an der Steigbügelfußplatte

Die Untersuchung des Gewebeabtragungsvermögens der Laserstrahlung wurde an isolierten menschlichen Steigbügeln und Rinderkompaktaplättchen (Dicke 90 µm), die hinsichtlich der Laserstrahlungsabsorptionseigenschaften und der Perforationswirkung mit dem Stapes vergleichbar sind, durchgeführt (Abb. 2.4 und 2.5). Das Ziel ist, mit einer einmaligen oder wenigen Applikationen der Laserstrahlung eine ausreichend große (d = 500 – 700 µm), nahezu runde, reproduzierbare Fußplattenperforation ohne nennenswerte thermische Veränderung der Randzonen zu erzielen.

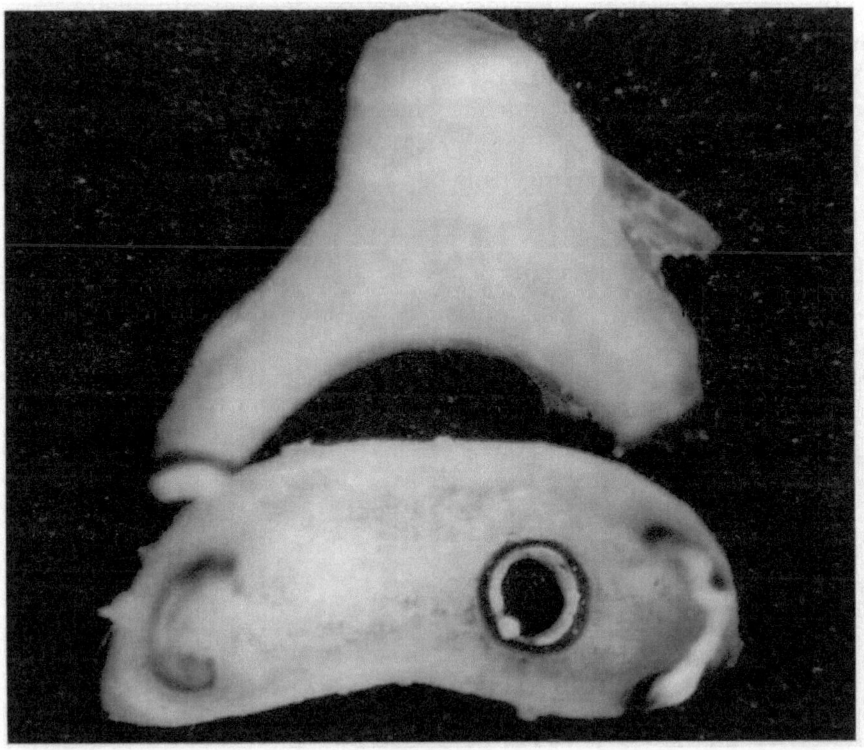

Abb. 2.4. Isolierter menschlicher Steigbügel zur Untersuchung der Wirkung der Laserstrahlung

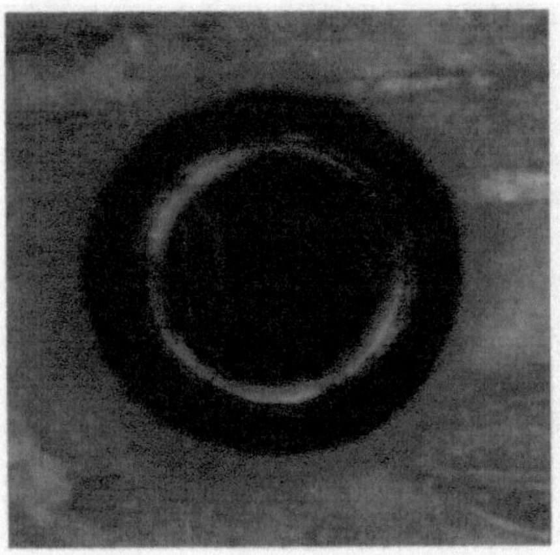

Abb. 2.5. Rinderkompaktaplättchen mit den zum menschlichen Steigbügel äquivalenten Laserstrahlungsabsorptionseigenschaften

Im cw-Mode werden für eine Perforation der Stapesfußplatte von 500–600 µm Durchmesser entweder große Laserstrahldurchmesser (560 µm) und hohe Leistungen (15 W) (Abb. 2.6a und b) oder Mehrfachapplikation (5 Applikationen) eines kleinen Strahldurchmessers (180 µm) mit geringer Leistung (4–6 W) benötigt. Durch ein besseres Strahlprofil und eine Verringerung der applizierten Gesamtenergie mit

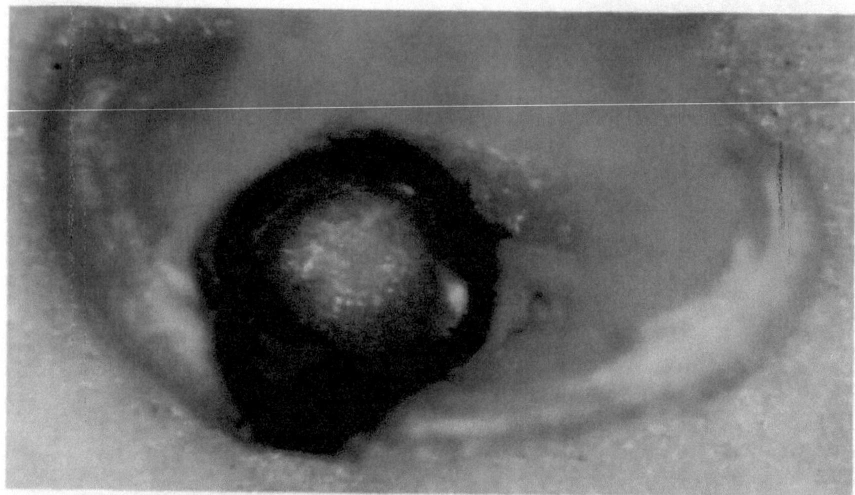

a

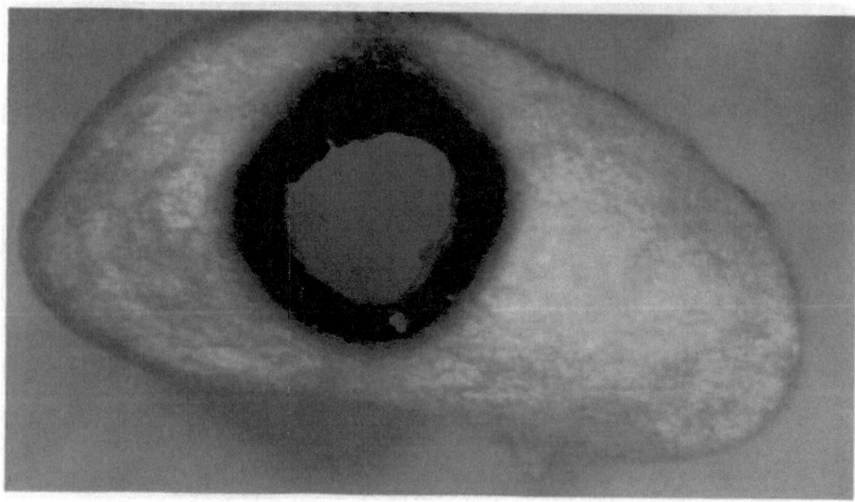

b

Abb. 2.6 a, b. Laserstapedotomie mit dem CO_2-cw-Laser, Einfachapplikation ($E = 6000\ W/cm^2$; $t = 0{,}05\ s$). **a** Tympanal. **b** Vestibulär

einem kleinen Strahldurchmesser werden die thermischen Nebenwirkungen am Knochen reduziert (Abb. 2.7a und b).

Bei Anwendung des CO_2-Lasers im Superpulsmode zeigt sich, daß diese Betriebsart keine zusätzlichen nennenswerten Vorteile hinsichtlich der Effektivität und thermischen Nebenwirkungen am Knochen gegenüber dem cw-Mode bietet (Abb. 2.8a und b und 2.9a und b).

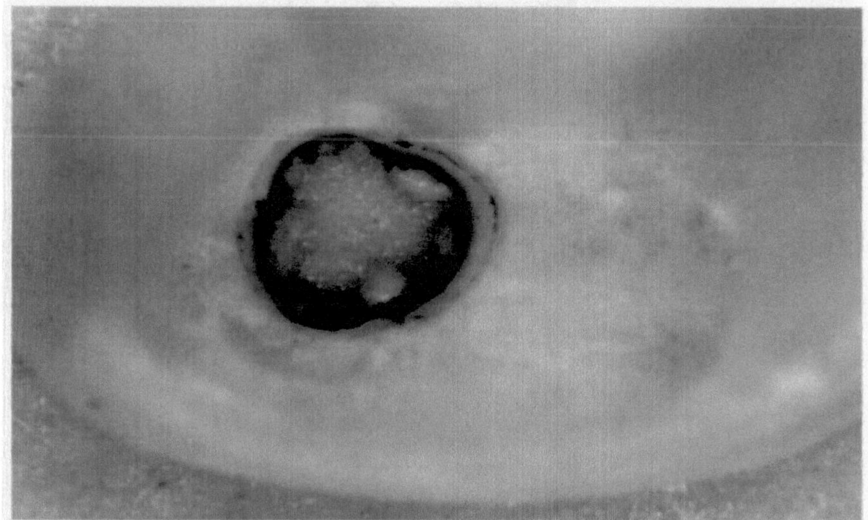
a

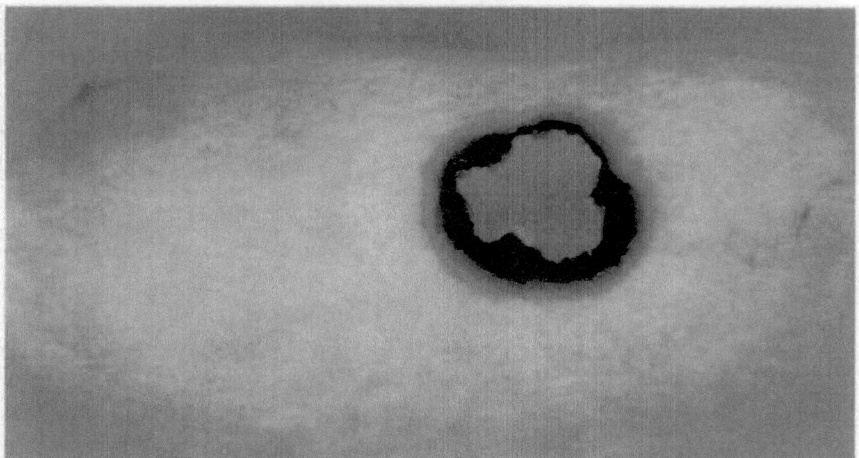
b

Abb. 2.7 a, b. Laserstapedotomie mit dem CO_2-cw-Laser, Mehrfachapplikation (5 Applikationen, $E = 16\,000\ W/cm^2$; $t = 0{,}05\ s$). **a** Tympanal. **b** Vestibulär

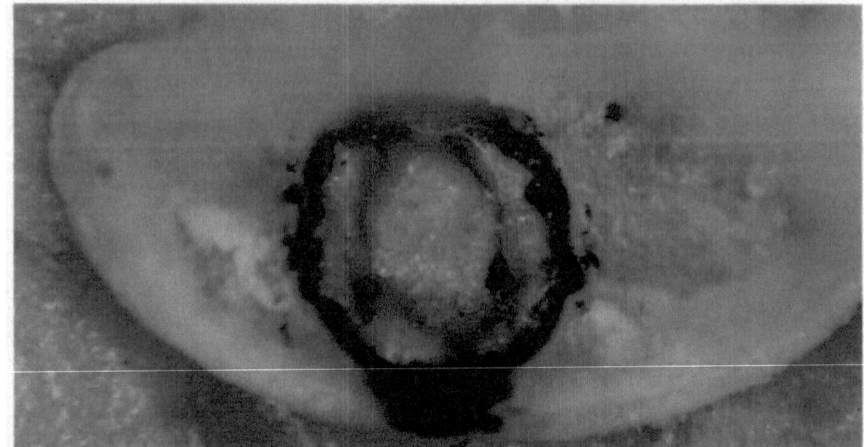

Abb. 2.8 a, b. Laserstapedotomie mit dem CO_2-Superpulslaser, Einfachapplikation (E = 2000 W/cm²; t = 0,1 s). **a** Tympanal. **b** Vestibulär

Wird die fokussierte CO_2-Laserstrahlung dagegen mit rotierenden Spiegeln appliziert, ist die thermische Belastung des Gewebes noch geringer als bei der Mehrfachapplikation (Abb. 2.10 a und b). Der Perforationsdurchmesser ist bei einem Arbeitsaufwand von 250 bzw. 275 mm und einem Strahldurchmesser von 500 µm bei einmaliger Applikation mit 400–500 µm für die Implantation einer Prothese (d = 400 µm) in

a

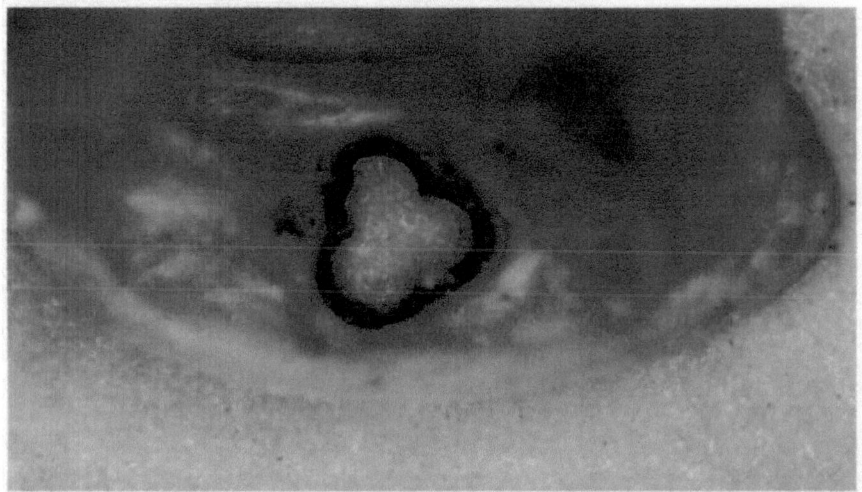

b

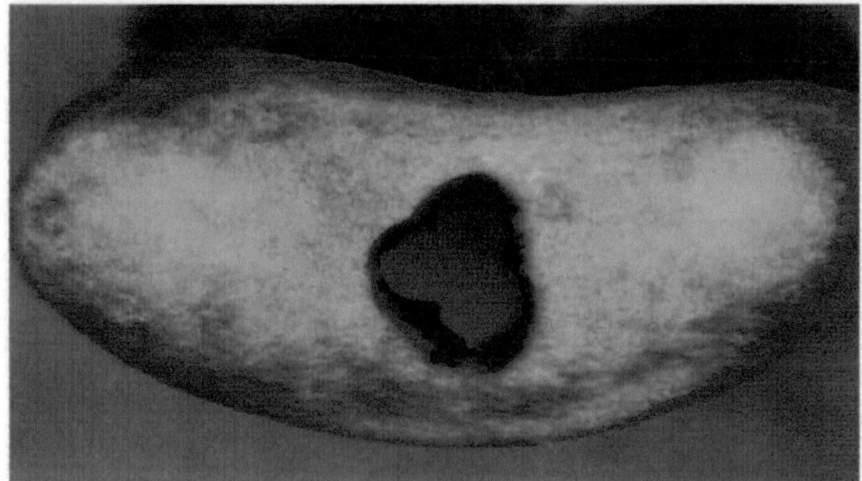

Abb. 2.9 a, b. Laserstapedotomie mit dem CO_2-Superpulslaser, Mehrfachapplikation (3 Applikationen, E = 16 000 W/cm^2; t = 0,05 s. **a** Tympanal. **b** Vestibulär

der Regel ausreichend groß, so daß eine Mehrfachapplikation der Laserstrahlung nicht erforderlich ist. Es lassen sich so auch bei größeren Bestrahlungsflächen hohe Leistungsdichten und damit eine hohe Wirksamkeit bei geringeren thermischen Nebenwirkungen erzielen.

Die rasterelektronenmikroskopischen Untersuchungen der mit dem Laser und konventionell mit einem chirurgischen Instrument (z. B. Perfo-

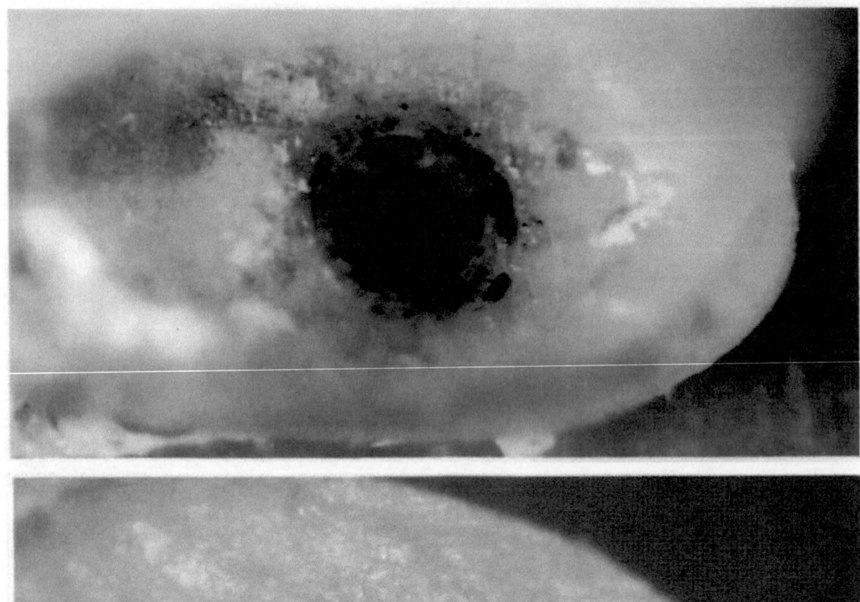

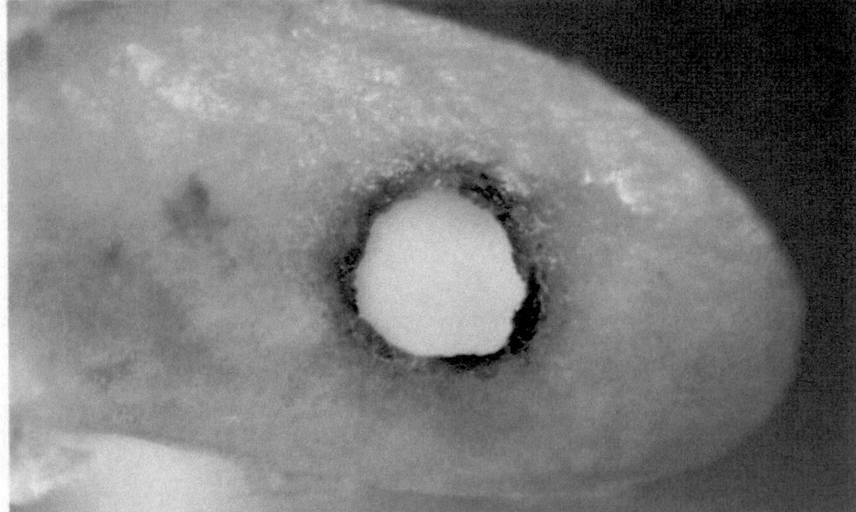

Abb. 2.10 a, b. Laserstapedotomie mit dem CO_2-cw-Laser, Applikation der Laserstrahlung mit rotierenden Spiegeln (E = 16 000 W/cm²; t = 0,1 s). **a** Tympanal. **b** Vestibulär

rator) behandelten Steigbügelfußplatten ergeben mit dem Laser insgesamt günstiger konfigurierte Perforationen. Während der Rand der Laserperforationen in der Rasterelekronenmikroskopie eher von glatter und regelmäßiger Struktur ist, zeigt das Bild der konventionell durchbohrten Fußplatte multiple, ins Lumen ragende Knochenpartikel bei einem mehr oder weniger unregelmäßig strukturierten Rand (Abb. 2.11 a und b). Innen-

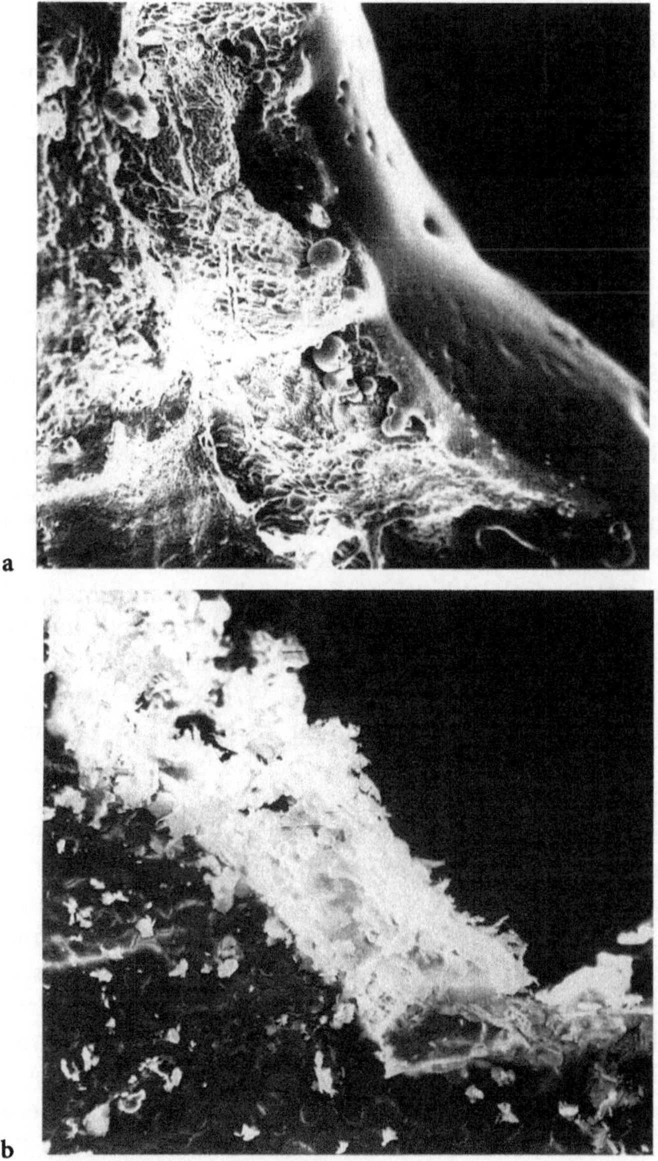

Abb. 2.11 a, b. Rasterelektronenmikroskopisches Bild einer **a** CO_2-Laserstapedotomie (Vergr. 200:1) und **b** einer konventionell mit einem Perforator durchgeführten Perforation der Fußplatte (Vergr. 290:1)

ohrirritationen durch ins Vestibulum hineinfallende Knochenpartikel erscheinen somit bei Laseranwendung weniger wahrscheinlich.

Neben den von uns als effektiv erarbeiteten Parametern muß insbesondere auf die Bedeutung des Strahlprofils und des Applikationssystems hingewiesen werden. Flaches Gauß-Profil der Laserstrahlung führt zu geringerer Perforationswirkung und stärkerer Ausbildung thermischer Randzonen.

2.4
Temperaturentwicklung im Cochleamodell

Die Stapedotomie mit dem Laser führt bereits während der Perforation der Fußplatte, jedoch insbesondere bei anschließender direkter Strahlung durch die perforierte Fußplatte zur Erwärmung der Perilymphe und anliegender Strukturen. Um mögliche Gefahrenmomente für die Cochlea durch thermische Belastung zu untersuchen, erfolgte ein Vergleich der Lasersysteme im Hinblick auf die Erwärmung cochleärer Strukturen unter vergleichbaren und reproduzierbaren Meßbedingungen. In einem kalorisch angenäherten Cochleamodell aus Acrylglas (Knochen: Wärmeleitfähigkeit $\lambda = 0{,}2$ W/m K; spezifische Wärmekapazität $c_w = 1300$ J/kg K; Acrylglas: $\lambda = 0{,}184$ W/m K; $c_w = 1440$ J/kg K) mit einem zylindrischen Volumen von 0,1 ml (d = 3 mm, l = 14 mm) gefüllt mit auf 37 °C temperierter physiologischer Kochsalzlösung wurden die lokalen Temperaturerhöhungen, Temperaturfelder und die Wärmetransportmechanismen in der Flüssigkeit bei Verwendung der für eine Fußplattenperforation effektiven Laserparameter untersucht.

Die Temperaturerhöhungen wurden in Abständen von 1, 2 und 3 mm senkrecht hinter der Perforation mit einem NiCr-Ni-Thermoelement (2ABAC 025 TM, Fa. Philips) geringer Wärmekapazität und Ansprechzeit (d = 250 µm, Anstiegszeit $t_a < 10$ ms in Wasser) gemessen. Beim Argonlaser wurde wegen der hohen Eindringtiefe der Strahlung in Wasser das Thermoelement dezentriert, so daß direkte Bestrahlung gerade vermieden wurde. Der Einsatz einer Hochgeschwindigkeitsvideokamera (Ekta Pro Motion, Fa. Kodak) ermöglichte es, mit bis zu 4000 Bildern/s die Wärmetransportmechanismen anhand induzierter und von der Konvektionsströmung transportierter Luft- bzw. Gasbläschen zusätzlich zu untersuchen (Abb. 2.12a und b).

Bei der Laserstapedotomie sind neben den lokalen von den Absorptionsverhältnissen abhängigen Erwärmungen der Perilymphe am Appli-

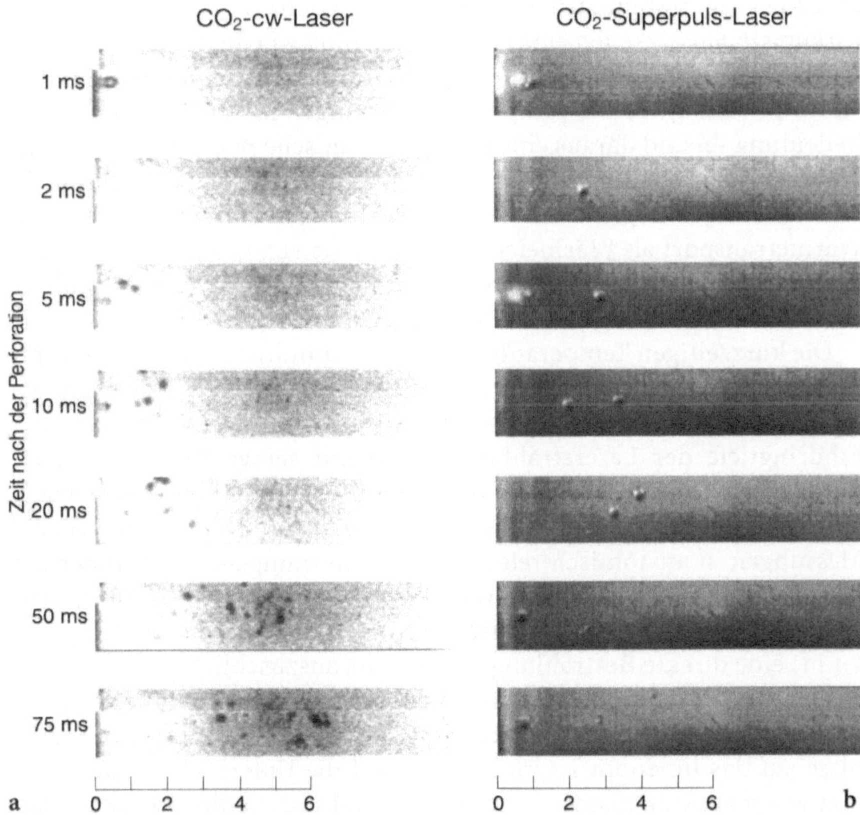

Abb. 2.12 a, b. Dokumentation der durch die CO_2-Laserstrahlung verursachten Wärmetransportmechanismen im Cochleamodell anhand induzierter Gasblasen mittels einer Hochgeschwindigkeitsvideokamera (1000 Bilder/s). Der Laserstrahl trifft von links durch das perforierte Knochenplättchen auf die Flüssigkeit. **a** cw-Laser (P = 8 W, t = 50 ms, E = 3200 W/cm²). **b** Superpulslaser (P_{eff} = 8 W, t = 50 ms, E = 1600 W/cm²)

kationsort unmittelbar hinter der Perforation vor allem die Wärmetransportmechanismen in die Cochlea wesentliche Ursache einer thermischen Belastung tiefer liegender cochleärer Strukturen. Die punktuelle Energiezufuhr in die Flüssigkeit führt zu lokalen, energieabhängigen, unterschiedlich ausgeprägten Verdampfungen mit anschließenden strahlungs- und strömungsbasierenden, schnellen und intensiven Wärmeaustauschvorgängen. Temperaturerhöhungen sind abhängig von der für eine ausreichende Perforation benötigten Energie des Lasers sowie der resultierenden Konvektionsströmung. Wärmeleitung hat bei kurzzeitiger Einwirkung in Flüssigkeiten eine nur untergeordnete Bedeutung.

Die Annahme, daß ausschließlich Wärmeleitung (in Wasser geringer als im Knochen) für die Temperaturerhöhungen in der Perilymphe von Bedeutung sei und daraus eine geringe thermische Belastung für Innenohrstrukturen resultiere, kann nicht bestätigt werden. Konvektion in Flüssigkeiten ermöglicht einen bedeutend effizienteren und schnelleren Wärmetransport als Wärmeleitung, so daß sie von größerer Bedeutung für die Temperaturentstehung in der Perilymphe nach Laserbestrahlung ist, wie dies auch unsere Ergebnisse eindeutig belegen.

Die kurzzeitigen Temperaturerhöhungen unmittelbar an der Perforationsstelle hinter der Fußplatte sind nicht direkt meßbar. Es besteht die Gefahr direkter Bestrahlung des Sensors bei Messungen innerhalb der Eindringtiefe der Laserstrahlung und damit seiner Zerstörung oder mindestens zu nur von den Absorptionseigenschaften des Sensors abhängenden Temperaturmeßwerten und damit zu Fehlmessungen. Bei Messungen in anatomisch relevanteren Entfernungen, 1 mm hinter der Perforation (Beginn der membranösen Labyrinthanteile Sacculus, Utrikulus und Ductus cochlearis), ist außer beim Argonlaser (Eindringtiefe >1 m) eine direkte Bestrahlung des Sensors auszuschließen.

Das Modell wurde im wesentlichen in den kalorischen Parametern den Cochleaverhältnissen angenähert. Die Übertragbarkeit der Ergebnisse auf das Innenohr ist im Hinblick auf die Untersuchung der Wärmetransportmechanismen und der konvektionsbedingten Maximaltemperaturen für den Raum direkt hinter der Fußplatte bis zur Sacculus- und Utrikulusmembran gewährleistet. Die Windungen der Cochlea führen jedoch durch Verhinderung einer geradlinigen Ausbreitung zu Umlenkungen und Mischvorgängen in der Strömung und dadurch zum verringerten Eindringen der Wärme in die Scala vestibuli. Auch die Simulation des Wärmeübergangs auf die z.T. durchbluteten Gewebestrukturen, wie er in situ anzutreffen ist, ist ungenügend, dürfte aber die kalorische Bilanz nur unwesentlich verändern.

Nach unseren Ergebnissen zeigen die Temperaturzeitverläufe der lokalen cochleären Erwärmungen bei den verwendeten Lasersystemen einen ähnlichen Verlauf mit einem schnellen, kurzzeitigen, konvektionsbedingten Anstieg der Temperatur und einem nur langsam, über mehrere Sekunden andauernden Abkühlungsvorgang (Abb. 2.13a und b). Die Dauer der kurzen, hohen Erwärmung liegt in der Größenordnung der gewählten Applikationsdauer der Laserstrahlung, die in unseren Versuchen gering gewählt wurde und 50 bzw 100 ms beträgt. Längere Applikationsdauern würden aufgrund höherer Energiezufuhr zu höheren und länger andauernden Temperaturmaxima führen. Für die schädigende Potenz der thermischen Wirkung der Laserstrahlung auf biologische Strukturen ist neben der Höhe der erreichten Temperatur die Zeitdauer, die das Gewebe der Temperatur ausgesetzt ist, von Bedeutung.

Beim CO_2-Laser im cw- und Superpulsmode liegen die maximalen Temperaturerhöhungen in einer Entfernung von 2 mm hinter der Perforation im effektiven Leistungsdichtebereich bei einer Pulsdauer von 50 ms bei 8,8 °C (5,1–10,1 °C) bzw. 4,6 °C (4,3–6,5 °C) und erscheinen damit in Anbetracht der nur geringen Einwirkzeit für das Innenohr unbedenklich.

Die langsam abklingende Basistemperatur [über mehrere Sekunden (ca. 25 s)] erreicht in 2 mm Entfernung hinter der Perforation Maximalwerte von < 2 °C, so daß sie trotz längerer Einwirkdauer als schädigender Faktor ausgeschlossen werden kann.

Für die Temperaturentwicklung im Cochleamodell ist neben der kurzen Pulsdauer eine Reduzierung der gewählten Laserenergie durch die Wahl eines kleinen Strahldurchmessers von entscheidender Bedeutung. Bei gleicher Leistungsdichte führt ein kleinerer Laserstrahldurchmesser zu geringerer Energiezufuhr und damit geringerer Erwärmung der Flüssigkeit (Abb. 2.13c).

Bei direkter Applikation der Laserstrahlung auf die Perilymphe nach erfolgter Perforation der Steigbügelfußplatte ist mit den untersuchten CO_2-Lasern keine höhere Gefährdung der Innenohrstrukturen zu erwarten. Obwohl es bei einer mehrfachen Bestrahlung, die zur Erzielung einer ausreichend großen Perforation der Fußplatte in der Regel erforderlich ist, zur geringgradigen Erhöhung der Basistemperatur kommt, ist bei Einhaltung einer geringen Pulswiederholrate ($f_p \leq 1$ Hz) eine Schädigung der Innenohrstrukturen durch Aufsummierung der Temperaturinkremente nicht zu erwarten.

Aus unseren Ergebnissen folgt, daß im Hinblick auf eine mögliche Innenohrschädigung durch thermische Belastung während der Laserstapedotomie der Einsatz des CO_2-Superpuls- und -cw-Lasers in einem relativ breiten Leistungsdichtebereich geeignet ist. Geringe Energien durch die Wahl eines kleinen Strahldurchmessers und kurzer Impulszeiten (50–100 ms) sind empfehlenswert.

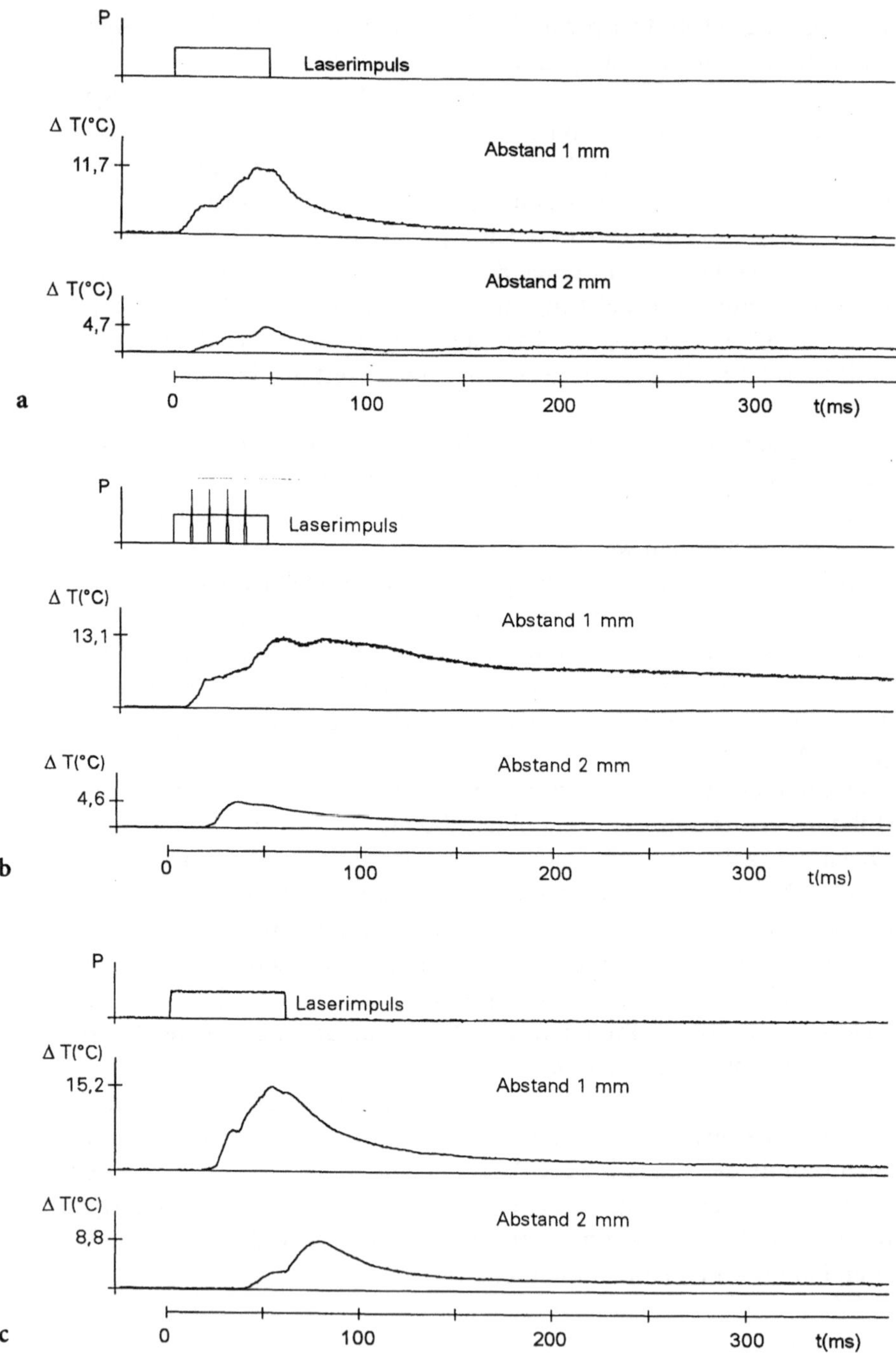
P
Laserimpuls
Δ T(°C)
11,7
Abstand 1 mm
Δ T(°C)
Abstand 2 mm
4,7
a
0
100
200
300
t(ms)
P
Laserimpuls
Δ T(°C)
13,1
Abstand 1 mm
Δ T(°C)
Abstand 2 mm
4,6
b
0
100
200
300
t(ms)
P
Laserimpuls
Δ T(°C)
15,2
Abstand 1 mm
Δ T(°C)
Abstand 2 mm
8,8
c
0
100
200
300
t(ms)

2.5 Akustische Wirkung der CO_2-Laserstrahlung im Cochleamodell

Neben der thermischen Belastung stellen auch die akustischen Phänomene (Druck- und Stoßwellen) als Folge der auftretenden Kavitation bei den untersuchten Lasersystemen eine weitere mögliche Schädigung des Innenohres dar und sind damit ein zusätzliches wichtiges Kriterium für die Auswahl geeigneter Lasertypen und Applikationsformen in der Stapeschirurgie.

Aufgabe der „akustischen" Untersuchungen ist die Abschätzung einer möglichen Gehörschädigung durch laserbedingte Druckimpulse bzw. Druckimpulsfolgen in der Cochlea.

Zur Beschreibung der akustischen Laserwirkungsmechanismen in der Cochlea wurde die Perforation der Fußplatte ebenfalls an einem einfachen Modell simuliert. Das Modell bestand aus einem Acrylglaszylinder (l = 14 mm, d = 10 mm) mit einer durchgehenden Bohrung (d = 3 mm) zur Nachbildung der Dimensionen am ovalen Fenster sowie des Innenvolumens der Cochlea von 0,1 ml. Aufgrund der primär thermischen Wirkung der Laserbestrahlung wurde das Modell in Anlehnung an die Temperaturmessungen darüber hinaus kalorisch der Cochlea angenähert. Auf der einen Seite wurde das Modell mit einer Membran (Latex, d = 0,3 mm) als Nachbildung des runden Fensters abgeschlossen und mit physiologischer Kochsalzlösung gefüllt und auf der Gegenseite als Steigbügelfußplattenersatz mit einem Rinderkompaktaplättchen (d = 90 µm) zur Nachbildung eines durch Otosklerose fixierten Stapes abgeschlossen. An das „runde Fenster" wurde ein Sondenmikrophon auf der Basis eines $^1/_2$"-Kondensatormikrophons (4132, Fa. Brüel und Kjaer) angeschlossen. Die aufgezeichneten Signalverläufe wurden in erster Näherung über die Gleichsetzung laserinduzierter mit physiologischen durch die Stapesauslenkung erzeugten Volumenverschiebungen in der Cochlea in einen vergleichbaren über den äußeren Gehörgang zugeführten Schalldruck transformiert. Im daraus resultierenden Druck-

Abb. 2.13 a–c. Zeitverlauf ΔT (°C) der Temperaturerhöhung in der Flüssigkeit im Cochleamodell im senkrechten Abstand von 1 und 2 mm hinter der Perforation für den **a** CO_2-cw-Laser (P = 8 W, t = 50 ms, E = 3200 W/cm^2). **b** CO_2-Superpulslaser (P_{eff} = 8 W, t = 50 ms, E = 3400 W/cm2). **c** CO_2-cw-Laser (P = 4 W, t = 50 ms, E = 16000 W/cm^2)

Zeit-Verlauf wurden jeweils der Spitzenschalldruckpegel und die Einwirkdauer ermittelt.

Während, besonders aber nach der Perforation der Steigbügelfußplatte führt die Laserbestrahlung zu lokalen kurzfristigen Erwärmungen und Verdampfungen der Perilymphe. Dies verursacht turbulente Konvektionsströmungen und Bildung von Gas- bzw. Dampfblasen, deren Implosionen (Kavitation) bei Abkühlung eine stochastische Folge von Druckimpulsen in der Cochlea auslösen. Diese Druckstöße sind zugleich eine Impulsanregung der gehörphysiologischen Schwingungsgebilde (Basilarmembran mit Corti-Organ) und damit analog zur Schalleinwirkung über das Trommelfell und Mittelohr zum Innenohr und damit zum Mechanismus der Impulslärmschädigung des Innenohres.

Beim CO_2-cw-Laser erzeugen die kavitationsbedingten, stochastisch auftretenden Druckimpulse in der Flüssigkeit einen einem Rauschen ähnlichen Signalzeitverlauf mit maximalen Spektralamplituden im Bereich von 2–7 kHz.

Die thermisch bedingte Signalgenerierung beginnt mit kurzer Latenz mit dem Laserimpuls und hält über die Laserimpulsdauer hinaus aufgrund verzögerter Abkühlung an (Abb. 2.14a). Die „Lärm"-Einwirkdauer entspricht ungefähr der Applikationsdauer der Laserstrahlung.

Beim Superpulslaser spiegelt der Druckverlauf das laserspezifische Strahlungs-Zeit-Verhalten (Pulsfolge kurzer Laserimpulse bei konstanter Pulsspitzenleistung) wider und weist gegenüber dem cw-Laser höhere Druckamplituden auf (Abb. 2.14b). Da die gewählte mittlere Leistung durch die Pulsfrequenz geregelt wird, zeigt der Zeitverlauf bei einer höheren Leistung eine höhere Frequenz der entstehenden Druckimpulse bei gleichbleibenden Amplituden.

Im cw-Mode führt eine Erhöhung der Leistungsdichte und damit der Energie zur stärkeren Erwärmung und damit vermehrten Bildung und Implosion von Blasen, was in größere Amplituden resultiert. Die gemessenen Signalverläufe, die in einen vergleichbaren über den äußeren Gehörgang zugeführten Schalldruck transfomiert wurden, zeigen, daß eine Verdreifachung der Leistungsdichte zu einem um 10 dB höheren

Abb. 2.14 a, b. Druck-Zeit-Verlauf bei Bestrahlung der Flüssigkeit des Cochleamodells mit dem CO_2-Laser (t = 50 ms, Strahldurchmesser 180 µm). **a** Im cw-Mode. **b** Im Superpulsmode

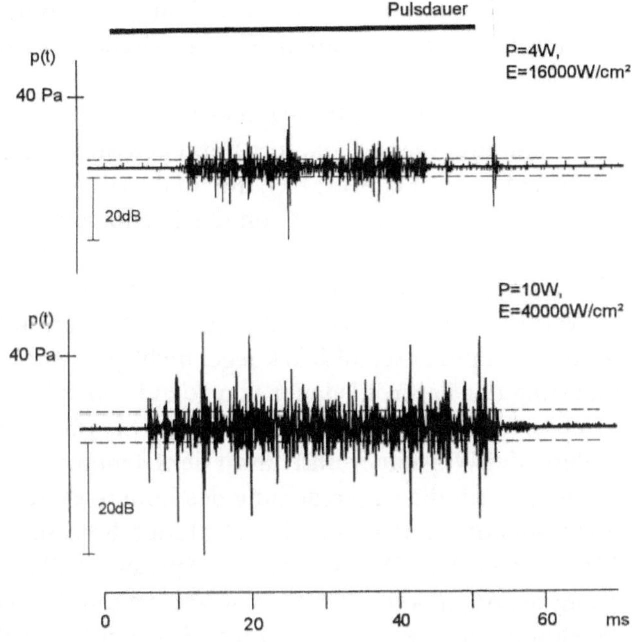

Pulsdauer
p(t)
40 Pa
P=4W,
E=16000W/cm²
20dB
p(t)
40 Pa
P=10W,
E=40000W/cm²
20dB
a
0
20
40
60
ms

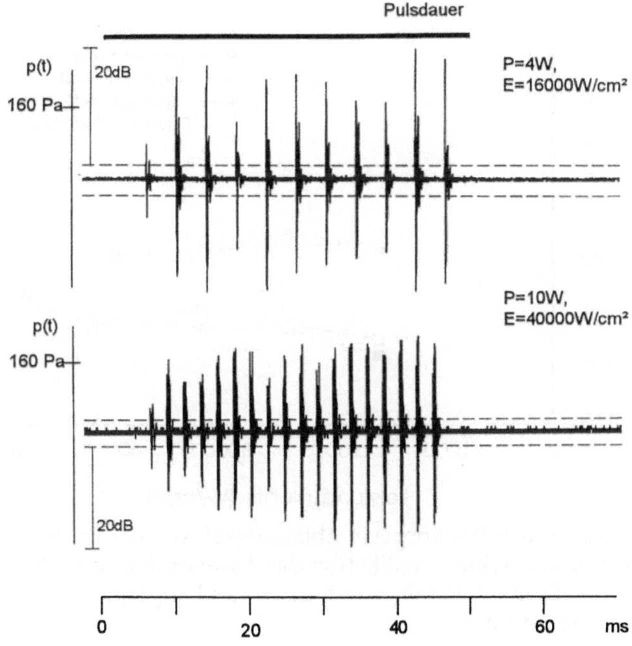

Pulsdauer
p(t)
160 Pa
20dB
P=4W,
E=16000W/cm²
p(t)
160 Pa
P=10W,
E=40000W/cm²
20dB
b
0
20
40
60
ms

Spitzenschalldruckpegel [von ca. 120 dB (SPL) auf ca. 130 dB (SPL)] führt. Das Maximum liegt bei einem Spitzenschalldruckpegel von ca. 135 dB (SPL) (Abb. 2.15).

Im Superpulsmode mit einer Pulsspitzenleistung von ca. 300 W und einem kleinen Strahldurchmesser (180 µm) ergeben sich höhere Spitzenschalldruckpegel von ca. 145 dB (SPL), die unabhängig von der eingestellten mittleren Leistung und somit von der Pulsfolgefrequenz sind (vgl. Abb. 2.15).

Eine Applikation der Laserstrahlung durch eine bereits vorhandene Perforation im Vergleich zur perforierenden Applikation erhöht in beiden Betriebsarten den Spitzenschalldruckpegel nicht (vgl. Abb. 2.15).

Eine Verlängerung der Laserpulsdauer von 50 auf 100 ms verursacht in beiden Betriebsarten keine höheren Amplituden. Sie führt jedoch zu einer Verdoppelung der Wirkdauer und damit der Lärmdosis.

Von Bedeutung ist auch die Untersuchung des Einflusses des verwendeten Mikromanipulators und damit des Strahldurchmessers auf die Spitzenschalldruckpegel. Die Darstellung der Spitzenschalldruckpegel über der Leistung bei Applikation der Laserstrahlung mit drei verschieden großen Strahldurchmessern [180, 560 und 800 µm (20fach höhere

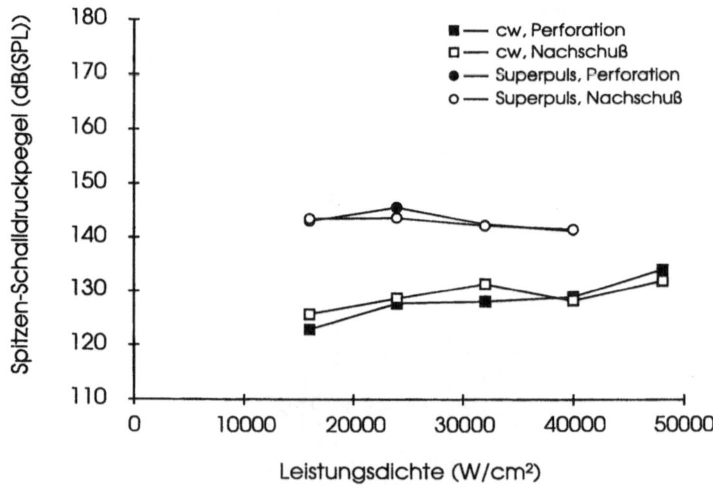

Abb. 2.15. Spitzenschalldruckpegel in Abhängigkeit von der Leistungsdichte bei perforierender und direkter Applikation der Laserstrahlung in die Flüssigkeit des Cochleamodells mit dem CO_2-Laser im cw- und Superpulsmode (t = 50 ms, Strahldurchmesser 180 µm)

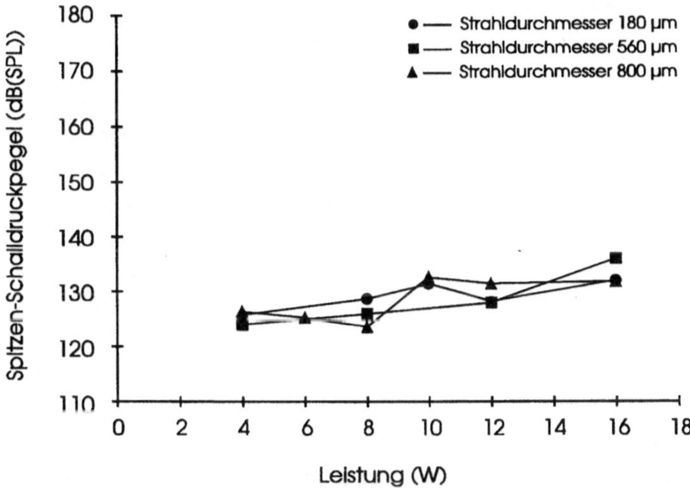

Abb. 2.16. Spitzenschalldruckpegel in Abhängigkeit von der Leistung und dem Strahldurchmesser mit dem CO_2-cw-Laser

Leistungsdichte bei 180 gegenüber 800 µm)] zeigt, daß sich bei gleicher Energie nahezu gleiche Spitzenschalldruckpegel ergeben (Abb. 2.16). Es ist damit allein die gewählte Energie für die Induzierung von Druckwellen ausschlaggebend.

Für die Interpretation der Ergebnisse wurden aufgrund ähnlicher Signalverläufe die Untersuchungen zur Impulslärmwirkung in Form von Grenzpegeldiagrammen herangezogen.

Im Schalldruckpegel-Wirkdauer-Diagramm zur Ermittlung des Gehörschadensrisikos (Abb. 2.17) unter Berücksichtigung der Grenzlärmdosis nach Pfander (1975), bei deren Überschreitung mit lärmbedingten Dauerschäden zu rechnen ist – dies stellt eine Extrapolation der Grenzwerte aus der Arbeitsmedizin mit einem äquivalenten Dauerschallpegel von 85 dB (A) über einen 8stündigen Arbeitstag dar (TA Lärm) – zeigt sich, daß bei Einzelapplikation der Laserstrahlung mit beiden Lasersystemen die Lärmdosis den kritischen Bereich für eine mögliche Hörschädigung nicht erreicht. Dagegen führen Mehrfachapplikationen, wie sie zur Erzielung einer ausreichenden Perforation der Fußplatte erforderlich sind, aufgrund der Addition der Wirkdauern zu einer Gesamtwirkdauer zur teilweisen Überschreitung der Grenzwerte für lärmbedingte Dauerschäden. Danach ist der Einsatz des CO_2-cw-Lasers bei 5 Applikationen als sicher einzustufen und hat eine große Anwendungs-

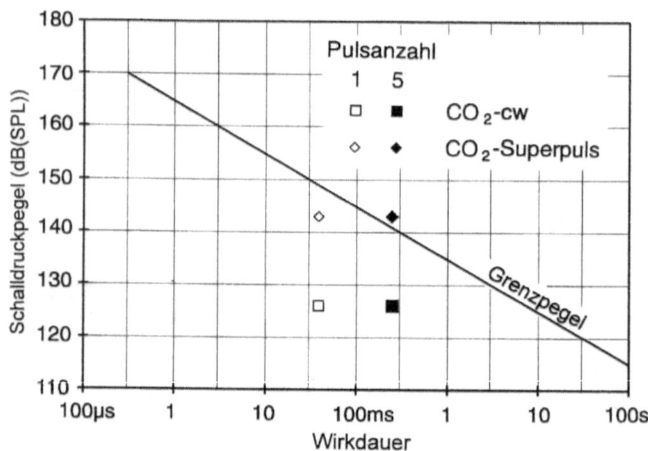

Abb. 2.17. Schalldruckpegel-Wirkdauer-Diagramm zur Ermittlung des Gehörschadensrisikos (Grenzpegel nach Pfander 1975)

sicherheit. Der verwendete Superpulslaser erreicht dagegen bei 5 Pulsen bereits den kritischen Bereich.

2.6 Wirkung der Laserstrahlung auf das Hörorgan im Tiermodell

Schließlich sollte der Tierversuch (Meerschweinchen) die Anwendungssicherheit der eingesetzten Betriebs- und Applikationsarten des CO_2-Lasers in vivo klären. Als Applikationsort der Laserstrahlung wurde die Basalwindung der Meerschweinchen-Cochlea gewählt, da diese eine ähnliche Dicke wie die menschliche Steigbügelfußplatte aufweist und gut erreichbar ist (Abb. 2.18). Akustisch evozierte Potentiale gaben Auskunft über die Innenohrfunktion.

Die Messung der Summenaktionspotentiale (*SAP*) ergab folgende Befunde: Im cw-Mode trat bei keinem Meerschweinchen sowohl bei der Einfachapplikation eines großen Strahldurchmessers und hoher Leistung (Strahldurchmesser 560 µm, P = 15 W, t = 50 ms) als auch bei der Mehrfachapplikation (5 Applikationen) eines kleinen Strahldurchmessers und geringer Leistung (Strahldurchmesser 180 µm, P = 4 W, t = 50 ms, E = 16 000 W/cm^2) eine Schwellenabwanderung oder signifikante Verlängerung der SAP-Latenzen auf. Auch bei 20facher Applikation der Laserstrahlung mit gleichen Parametern blieben die Schwellen und Laten-

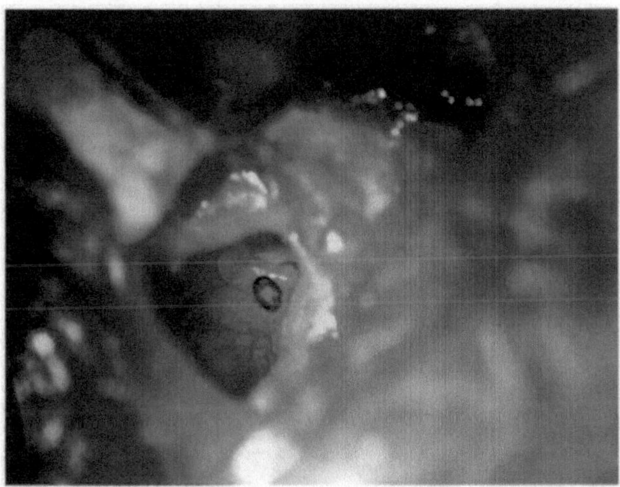

Abb. 2.18. Meerschweinchen-Cochlea nach Perforation der Basalwindung mit dem CO_2-Laser

zen im Normbereich (Abb. 2.19). Erst eine Vervierfachung der Energie (Q = 3 J) durch Vervierfachung der Pulsdauer (P = 15 W, t = 200 ms) führte zu geringgradigen SAP-Alterationen, die z.T. irreversibel waren. Bei Verzehnfachung der Energie (P = 15 W, t = 500 ms) waren nach Laserbehandlung keine SAP mehr ableitbar (Abb. 2.20). Alle untersuchten Tiere zeigten somit eine Ertaubung.

Die Applikation der Laserstrahlung im cw-Mode mit Hilfe rotierender Spiegel führte zur ähnlich hohen Anwendungssicherheit wie die des cw-Modes bei Einfach- und Mehrfachapplikation. Bei einer Leistung von 4 W (E = 16 000 W/cm2) und einer Pulsdauer von 100 ms trat keine Alteration der SAP auf. Auch bei einer mehr als Verdoppelung der Leistung auf 10 W (E = 40 000 W/cm2) blieben die Schwellen und Latenzen im Normbereich (Abb. 2.21). Erst eine Verfünffachung der Energie (2 J) durch weitere Verdoppelung der Pulsdauer auf 200 ms führte zu gering- bis mittelgradigen irreversiblen Alterationen der SAP, eine Leistung von 15 W und eine Pulsdauer von 500 ms schließlich zur Ertaubung aller Tiere.

Diese Ergebnisse zeigen, daß der CO_2-cw-Laser bei der Laserstapedotomie offensichtlich über eine große Anwendungssicherheit verfügt, da erst bei viel höheren Leistungen und Energien als den in der Klinik eingesetzten Schädigungen zu erwarten sind.

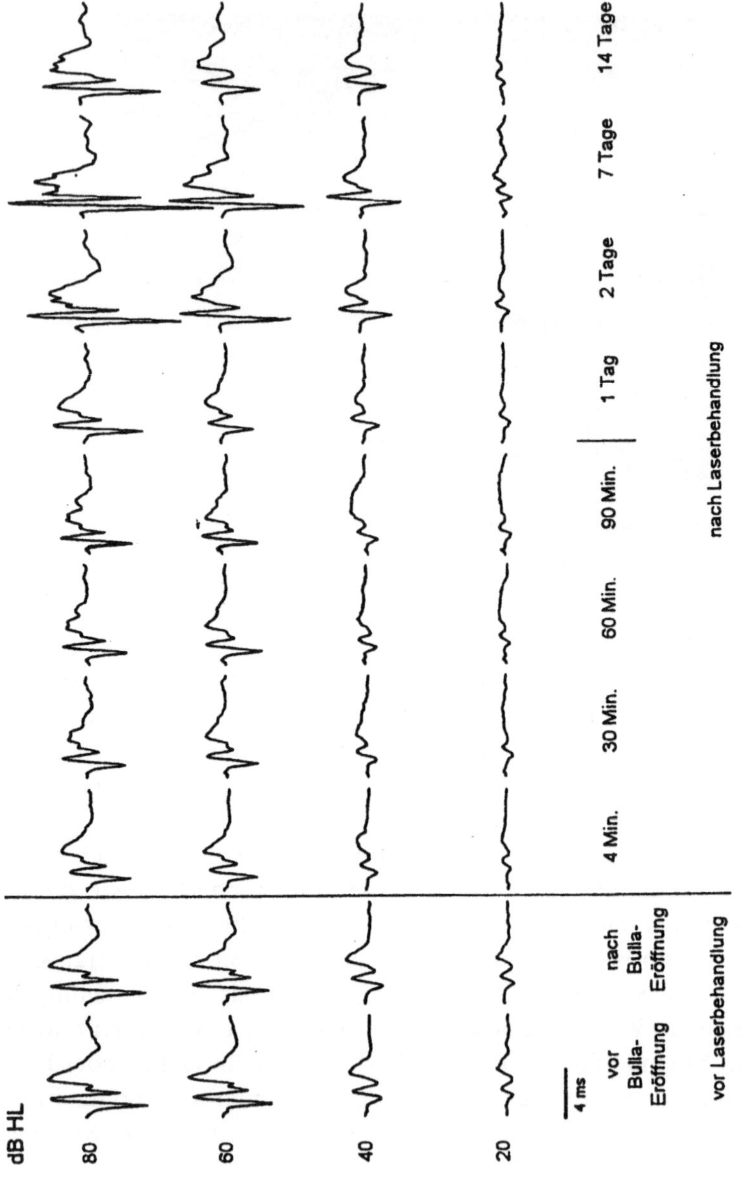

Abb. 2.19. SAP eines Tieres vor und nach CO_2-cw-Laserbehandlung (20 Applikationen, P = 4 W, t = 50 ms, E = 16000 W/cm^2)

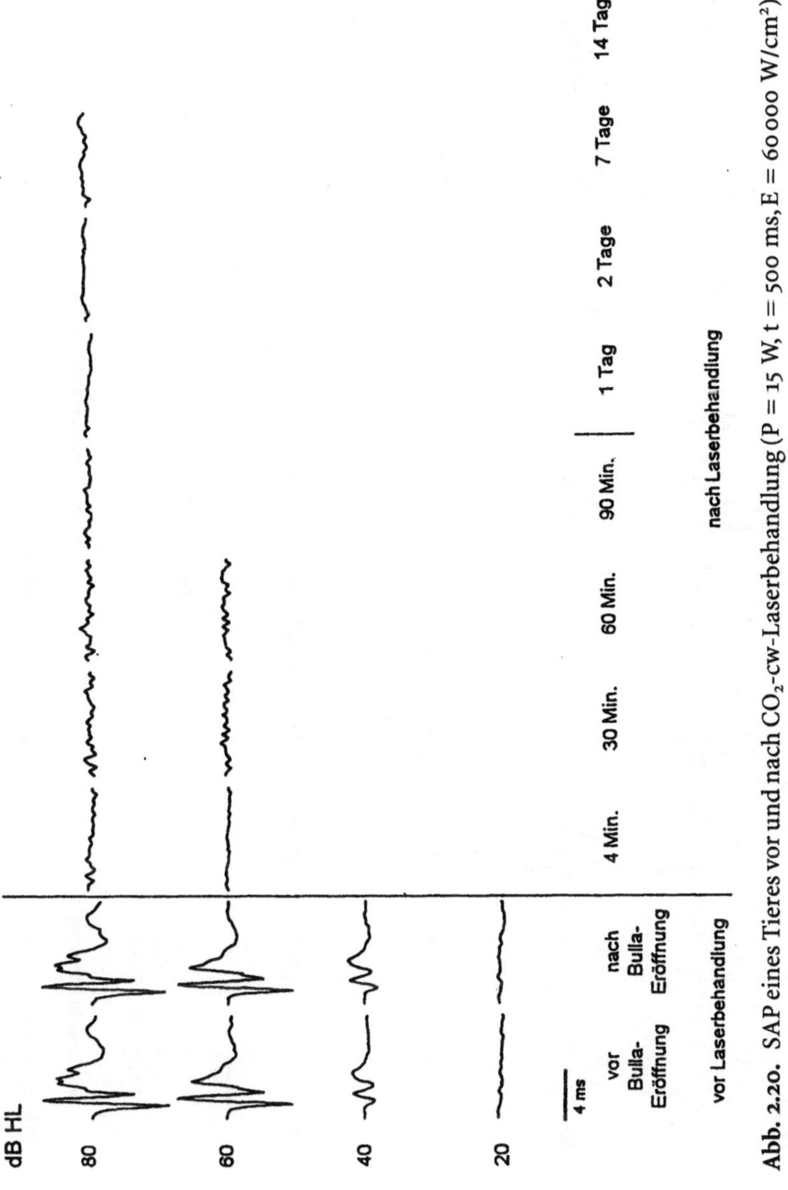

Abb. 2.20. SAP eines Tieres vor und nach CO_2-cw-Laserbehandlung (P = 15 W, t = 500 ms, E = 60 000 W/cm^2)

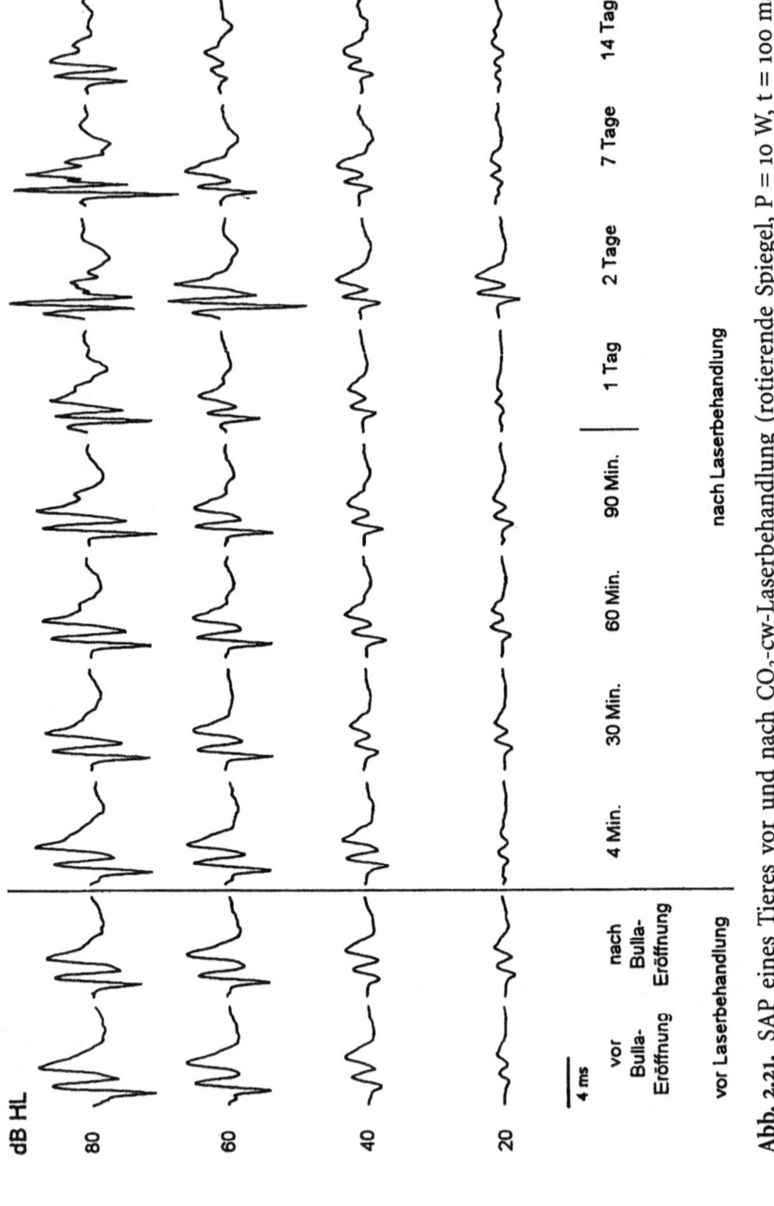

Abb. 2.21. SAP eines Tieres vor und nach CO_2-cw-Laserbehandlung (rotierende Spiegel, P = 10 W, t = 100 ms, E = 40 000 W/cm^2)

Der Vergleich unterschiedlicher Leistungsdichten bei gleichen Gesamtenergien verdeutlicht darüber hinaus, daß selbst Applikationen 10fach höherer Leistungsdichten kein erhöhtes Schädigungspotential für das Innenohr beinhalten. Vielmehr scheint hier die applizierte Gesamtenergie der limitierende Faktor zu sein. Irreversible Schädigungen der Innenohrfunktion sind ab einer Energie von ca. 3 J zu erwarten.

Im verwendeten Superpulsmode (Pulsspitzenleistung 300 W) zeigte dagegen der CO_2-Laser ein hohes Schädigungspotential. Bereits bei Bestrahlung der Basalwindung mit Laserparametern (5mal 4 W, $t = 50$ ms, $E = 16000$ W/cm^2), die für eine ausreichend große Perforation der Fußplatte (500–700 µm) sorgen, kam es bei ca. 40% der Tiere zu z.T. irreversiblen Alterationen der SAP (Abb. 2.22).

Bei Anwendung maximaler mittlerer Leistungen von 10 W und verschiedenen Pulsdauern (50, 100 und 200 ms) setzte sich die Tendenz des höheren Schädigungspotentials des CO_2-Superpulslasers im Vergleich zum CO_2-cw-Laser fort (Abb. 2.23). 50% der mit der Pulsdauer von 50 ms und alle mit der Pulsdauer von 100 ms behandelten Tiere zeigten eine hochgradige Alteration der SAP.

Die Ergebnisse der licht- und rasterelektronenmikroskopischen Untersuchungen zeigten eine gute Übereinstimmung mit den elektrophysiologischen Messungen. Der Einsatz des CO_2-cw-Lasers ist aus histomorphologischer Sicht im effektiven Bereich als sicher anzusehen und besitzt eine große Anwendungssicherheit (Abb. 2.24a und b, 2.25a und b, 2.26 und 2.27). Der CO_2-Superpulslaser verursacht dagegen bereits bei Verwendung effektiver Laserparameter Innenohrschädigungen (Abb. 2.28 und 2.29a und b).

Diese Ergebnisse verdeutlichen, daß der verwendete CO_2-Superpulslaser mit hohen Pulsspitzenleistungen von ca. 300 W und einer Pulsfolge aus kurzen Einzelpulsen von 90–120 µs offensichtlch in allen untersuchten Einstellungen unberechenbarer und gefährlicher für das Innenohr ist als der CO_2-cw-Laser. Obwohl der Schädigungsmechanismus unklar bleibt, liegt die Vermutung nahe, daß die schädigende „Noxe" in der Art der Applikation der Laserstrahlung dieses Lasersystems liegt. Die hohe Pulsspitzenleistung (Pulsspitzenleistungsdichte $E \approx 10^6$ W/cm^2), die innerhalb kurzer Einzelpulse mit unterschiedlicher Pulsfolge abgegeben wird, führt zu Druckphänomenen in der Cochlea, die offensichtlich unabhängig von der eingestellten mittleren Leistung zur Schädigung der Innenohrstrukturen führen. Erst als weiterer Schädigungsmechanismus

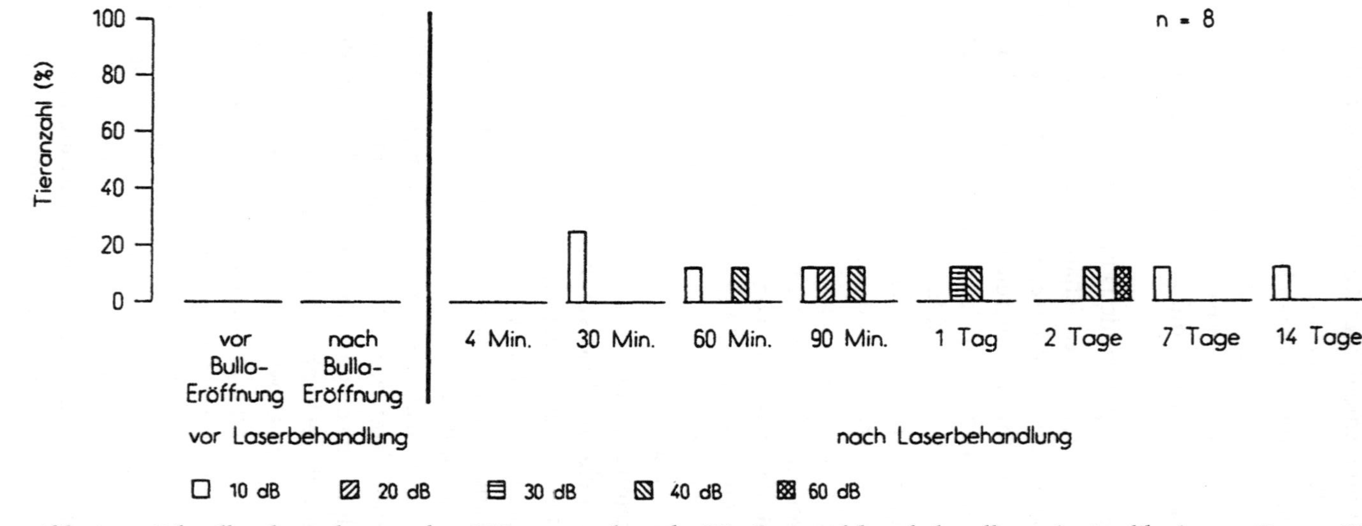

Abb. 2.22. Schwellenabwanderung des SAP vor und nach CO_2-Superpulslaserbehandlung (5 Applikationen, $P_{eff} = 4$ W, t = 50 ms, Rep. Rate 1 Hz, E = 16000 W/cm^2)

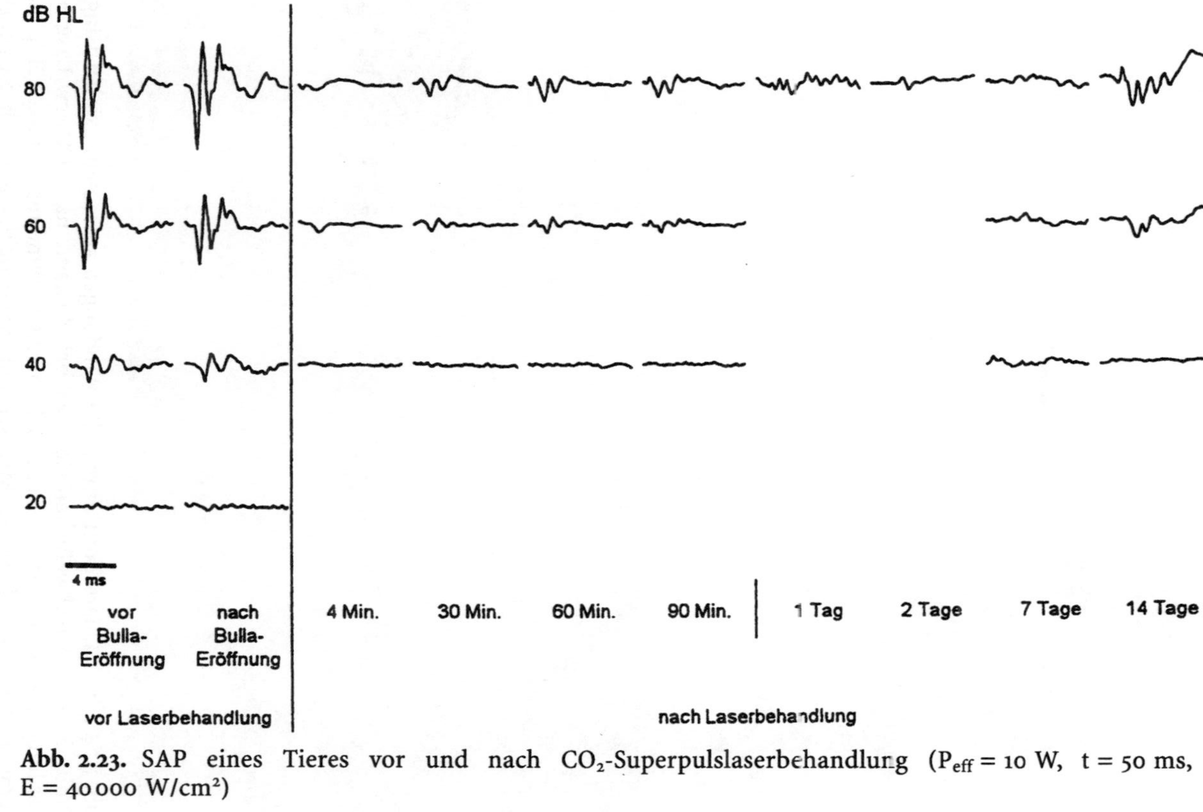

Abb. 2.23. SAP eines Tieres vor und nach CO_2-Superpulslaserbehandlung ($P_{eff} = 10$ W, $t = 50$ ms, $E = 40\,000$ W/cm^2)

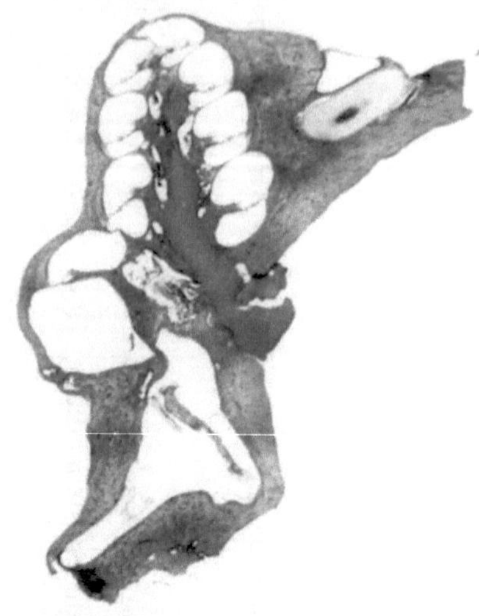

a

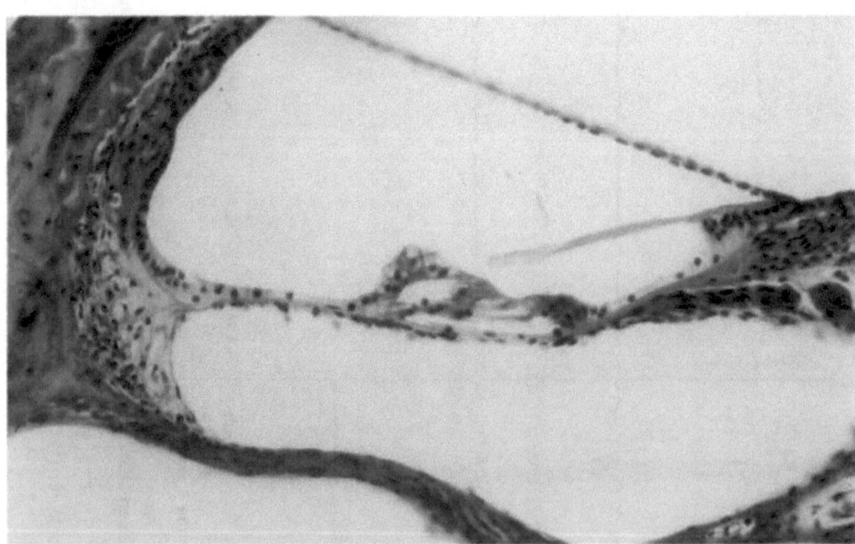
b

Abb. 2.24 a, b. a Querschnitt durch alle Windungen aus einem axialen Längsschnitt einer Meerschweinchen-Cochlea bei Zustand nach CO_2-cw-Laserbestrahlung. Das Corti-Organ stellt sich in allen Windungen unauffällig dar (Vergr. 4:1). **b** 3. Windung der Meerschweinchen-Cochlea aus Abb. 2.24 a. Die Strukturen des Ductus cochlearis (Corti-Organ, Limbus spiralis mit Membrana tectoria, Reißner-Membran, Basilarmembran und Ligamentum spirale mit der Stria vascularis) sowie Ganglion spirale sind gut abgrenzbar (Vergr. 25:1) (Einfachapplikation, P = 8 W, t = 50 ms, E = 3200 W/cm^2, Eintagtier)

a 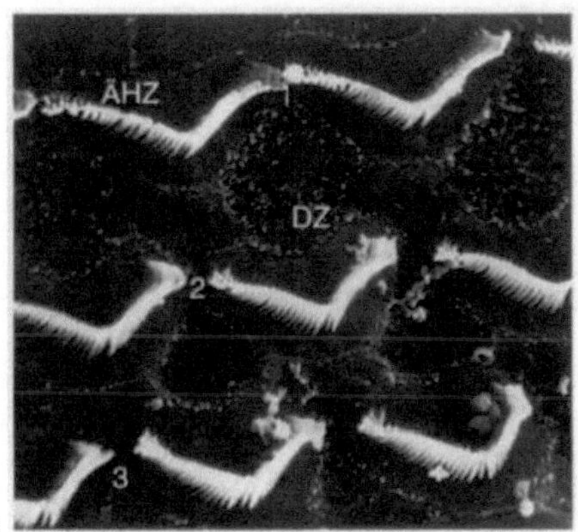

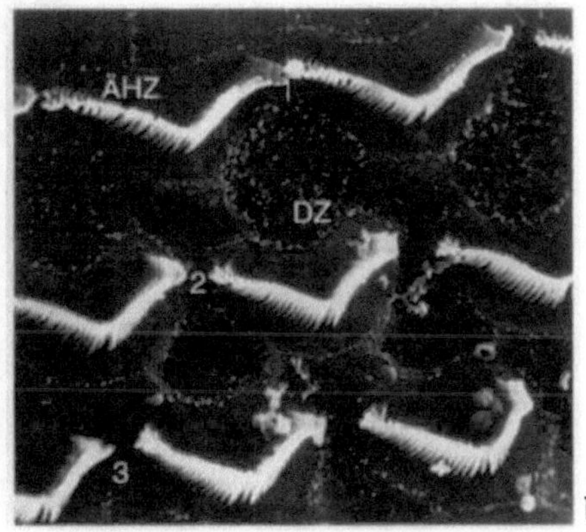 b

Abb. 2.25 a, b. Normalbefund des Corti-Organs mit regelrechter Zilienanordnung der äußeren und inneren Haarzellen in der Basalwindung. IHZ innere Haarzellen; IPZ innere Pfeilerzellen; ÄPZ äußere Pfeilerzellen (Deiter-Zellen, DZ); ÄHZ 1, 2, 3 äußere Haarzellen; HZ Hensen-Zellen. **a** Vergr. 2000 : 1. **b** Vergr. 5000 : 1 (Einfachapplikation, P = 8 W, t = 50 ms, E = 3200 W/cm², Eintagtier)

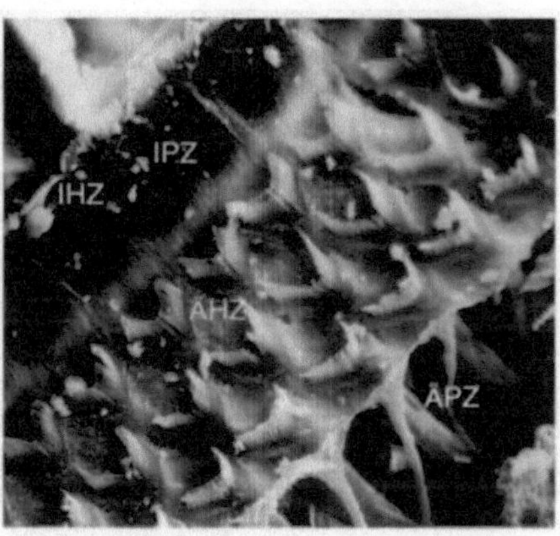

Abb. 2.26. Normalbefund des Corti-Organs in der Basalwindung. IHZ innere Haarzellen; IPZ innere Pfeilerzellen; ÄHZ äußere Haarzellen; ÄPZ äußere Pfeilerzellen (Vergr. 2000 : 1). CO_2-cw-Laser (3 Applikationen, P = 8 W, t = 50 ms, E = 3200 W/cm², Vierwochentier)

macht sich die applizierte Gesamtenergie, ähnlich wie bei den CO_2-cw-Lasern, als schädigender Faktor für das Innenohr bemerkbar.

Zusammenfassend läßt sich aus unseren experimentellen Untersuchungen sagen, daß der CO_2-Laser im cw-Mode ein effektives und sicheres Lasersystem für die Steigbügelbearbeitung ist. Bei der vorgestellten Eingrenzung der Laserenergieparameter stellt es im Tierexperiment

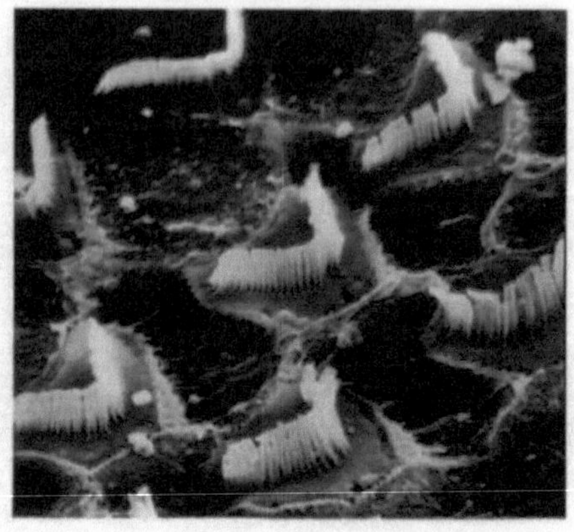

Abb. 2.27. Regelrechte Anordnung der Zilien der ÄHZ in der Basalwindung. Geschrumpfte Kopfplatten der Deiter-Zellen als Artefakt (Vergr. 5000:1). CO_2-cw-Laser (Einfachapplikation, P = 15 W, t = 100 ms, E = 6000 W/cm², Vierwochentier)

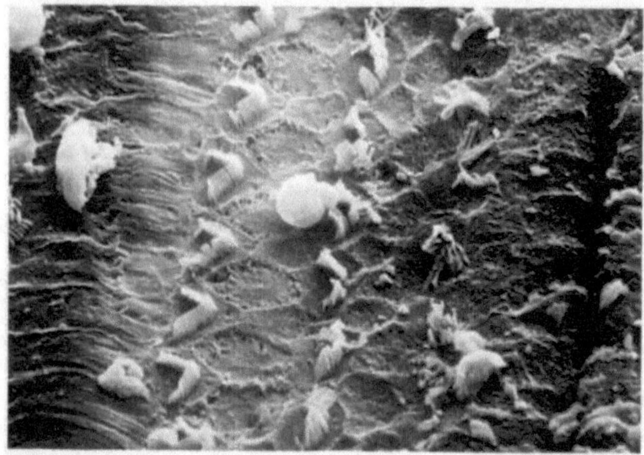

Abb. 2.28. 3. Windung. Gestörte Anordnung und Verschmelzung der Zilien der 2. und 3. Reihe der ÄHZ bei regelrechter V-förmiger Anordnung der 1. Reihe. Zum Teil fehlende Abgrenzbarkeit der Kutikularplatten (Vergr 2000:1). CO_2-Superpulslaser (5mal P_{eff} = 4 W, t = 50 ms, E = 16000 W/cm², Eintagtier)

keine Gefahr für das Innenohr dar. Der untersuchte CO_2-Laser im Superpulsmode ist dagegen, obwohl er ähnliche Abtragungsraten am Steigbügel aufweist und nur geringe Erwärmung der Perilymphe verursacht, aufgrund hoher Spitzenschalldruckpegel und der daraus resultierenden Gefahr für das Innenohr für die Stapedotomie nicht geeignet.

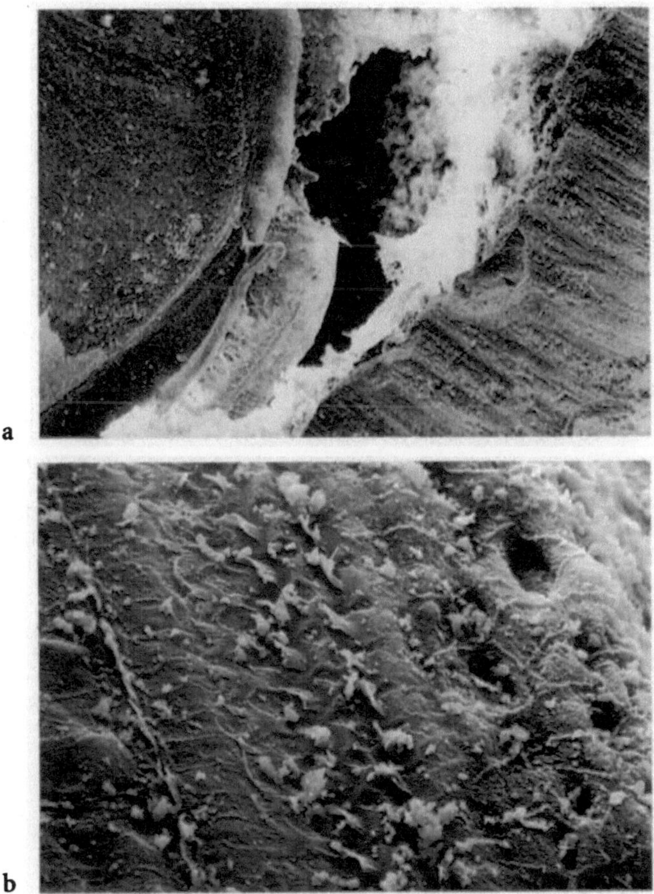

Abb. 2.29 a, b. **a** Basalwindung. Vaporisierte Anteile des Corti-Organs (Vergr. 100:1). **b** 3. Windung. Kollabierte, teils verklebte Stereozilien der ÄHZ und IHZ, 1000 x. CO_2-Superpulslaser (5 Applikationen, $P_{eff} = 4$ W, t = 50 ms, E = 16000 W/cm^2, Vierwochentier)

[illegible]

KAPITEL 3

Geeignete Laser- und Applikationssysteme für die Stapedotomie

3

Einer der großen Vorteile des CO_2-Lasers für die Stapedotomie ist die hohe Absorption seiner Strahlung im Steigbügelgewebe und in der Perilymphe mit daraus resultierender geringer Eindringtiefe von nur 0,01 mm (Abb. 3.1). Dagegen kann sich die Argon- und KTP-Laserstrahlung in Perilymphe fast ungehindert ausbreiten, weist aber hohe Absorption in durchblutetem Gewebe und pigmentierten Zellen auf (Abb. 3.2). Damit können sie Innenohrstrukturen gefährden und sind im Gegensatz zum CO_2-Laser für den Einsatz in der Stapeschirurgie prinzipiell ungeeignet.

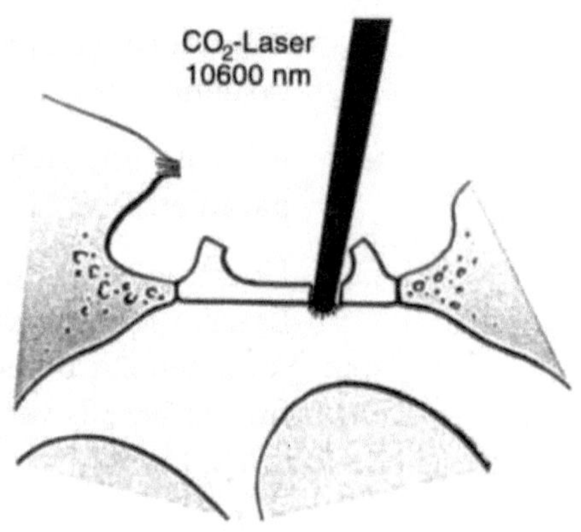

Abb. 3.1. Eindringtiefe der CO_2-Laserstrahlung

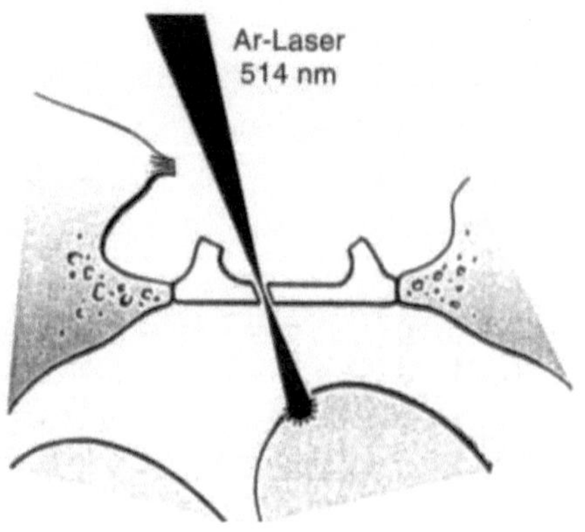

Abb. 3.2. Eindringtiefe der Argonlaserstrahlung

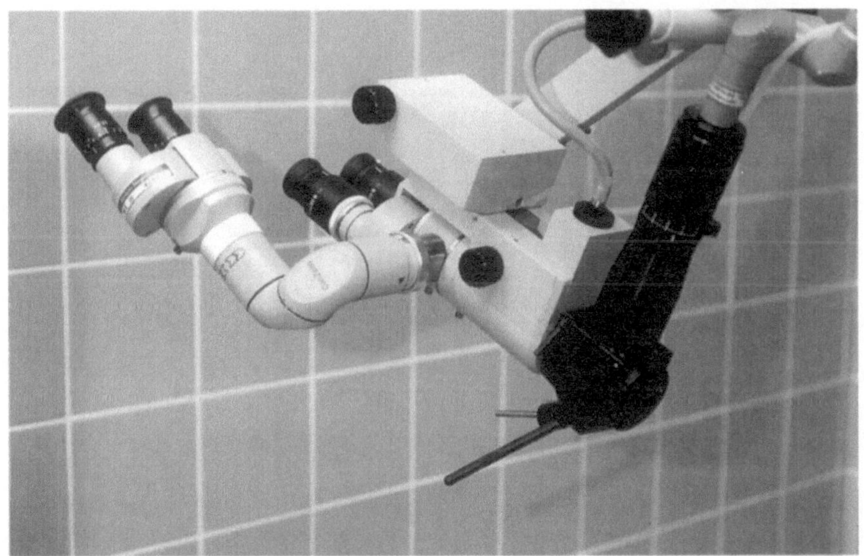

a

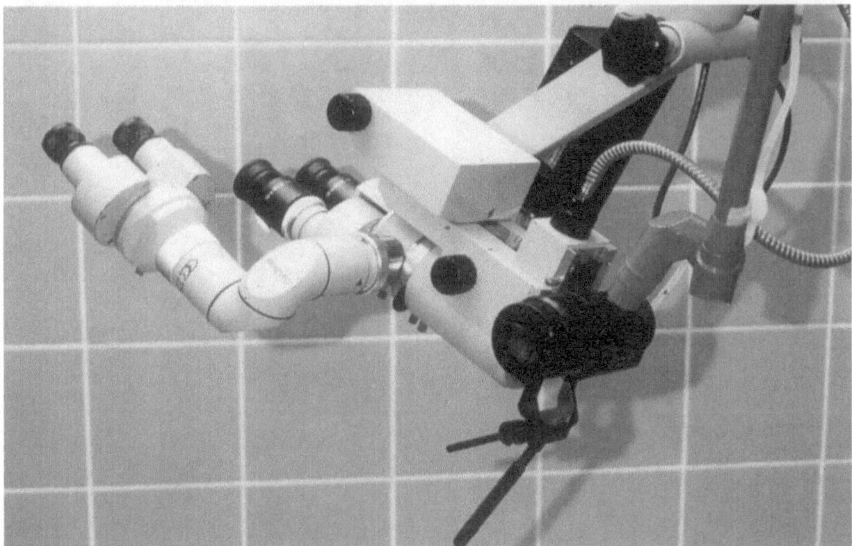

b

Abb. 3.3 a, b. Hochpräzise Mikromanipulatoren. **a** Acuspot 710, Fa. Sharplan mit einem festen Arbeitsabstand von 275 mm. **b** Acuspot 712, Fa. Sharplan mit variablem Arbeitsabstand von 200–400 mm

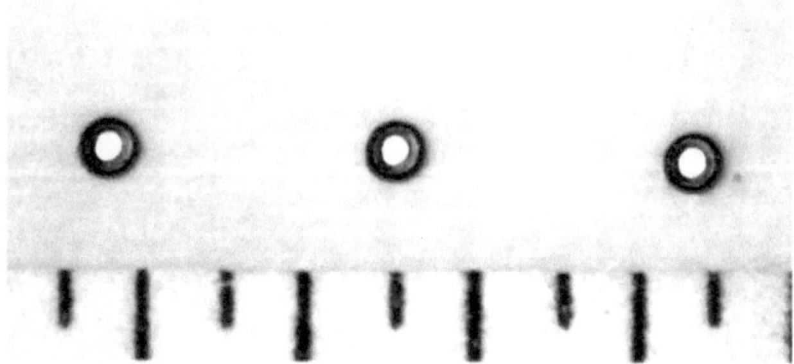

Abb. 3.4. Präzises Perforieren der Rinderkompakta mit dem CO_2-Laserstrahl

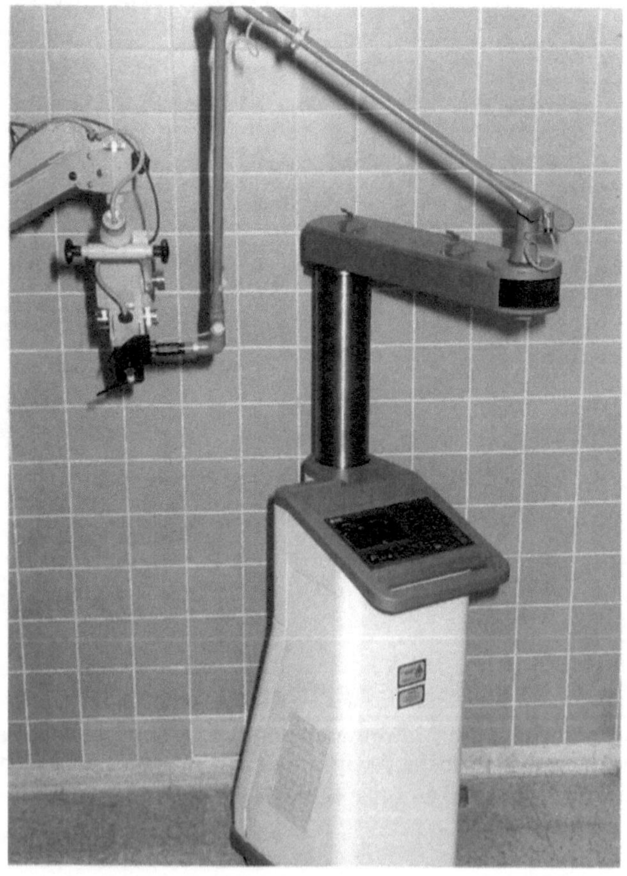

Abb. 3.5. CO_2-Laser mit Spiegelgelenkarm (Typ 1041, Fa. Sharplan)

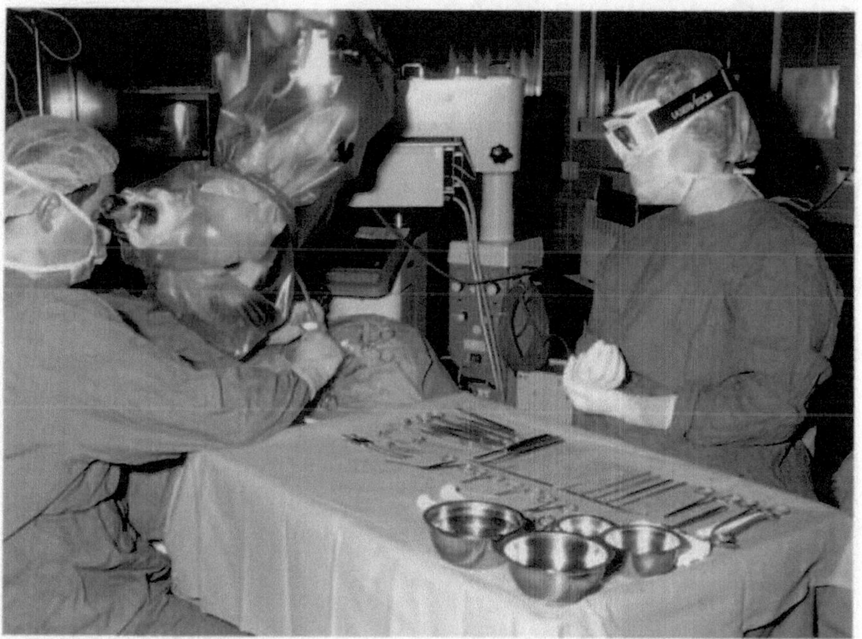

Abb. 3.6. Intraoperativer Aufbau zur CO_2-Laserstapedotomie

Der aufgrund der längeren Wellenlänge und der schlechten Strahlqualität in der Vergangenheit mangelhaft fokussierbare CO_2-Laserstrahl kann heute mit hochpräzisen Mikromanipulatoren bis auf einen Spotdurchmesser von ca. 0,18 mm bei einem Arbeitsabstand von 275 bzw. 250 mm fokussiert werden (Abb. 3.3 a und b, 3.4). Damit sind Werte erreicht, die feinstes mikrochirurgisches Arbeiten erlauben.

Der Laserstrahl wird über einen Spiegelgelenkarm zu einem an das Operationsmikroskop angeschlossenen Mikromanipulator geleitet und von dort ins Operationsgebiet geführt (Abb. 3.5).

Als günstigster Arbeitsabstand erwiesen sich 250 bzw. 275 mm (Abb. 3.6). Der Grund für die Verlängerung des Arbeitsabstandes gegenüber den in der konventionellen Chirurgie üblichen 200 mm liegt in der zusätzlichen Tiefe des Mikromanipulators, der den Einsatz mikrochirurgischer Instrumente bei der Brennweite von 200 mm erschwert oder gar unmöglich macht.

3.1 Anforderungen an die CO_2-Lasersysteme

Für die CO_2-Laserstapedotomie sind prinzipiell nur Laser geeignet, die im TEM_{00}-Mode emittieren und ein gaußförmiges Strahlprofil aufweisen (TEM_{nm} = Transverse Electromagnetic Mode; nm = number of transverse lines across the beam path).

CO_2-Laser mit einer Leistung von 20 W im kontinuierlich strahlenden Betrieb sind für diese Indikation ausreichend. Kurze Pulszeiten von ≤0,05 s sind unabdingbar. Die Laser müssen über einen ausreichend langen Spiegelgelenkarm verfügen, damit sie problemlos über einen Mikromanipulator am Mikroskop angebracht werden können. Eine Fernbedienung, mit der eine Einstellung der Laserparameter vom Operateur selbst vorgenommen werden kann, ist vorteilhaft. Ebenso ist ein in der Intensität regulierbarer HeNe-Pilotstrahl zur genauen Anpassung an die jeweiligen Lichtverhältnisse und/oder Operationssitus wünschenswert.

Die Betriebsarten „Superpuls" und „Pulser" sind für die Stapedotomie und andere Mittelohreingriffe nicht geeignet (s. Kap. 2). Kleinere Laser sind insbesondere wegen des leichteren Transportes und für kleinere Operationssäle vorteilhaft. Der Spiegelgelenkarm, der das empfindlichste Glied des CO_2-Lasers ist, muß gut fixierbar und vor äußeren Krafteinwirkungen sicher sein.

3.2 Anforderungen an die Applikationssysteme

Als Applikationssysteme für die Ohrchirurgie eignen sich Mikromanipulatoren, die bei einem Arbeitsabstand von 250 bzw. 275 mm im Fokus einen Strahldurchmesser von 0,18–0,2 mm aufweisen. In Verbindung mit rotierenden Systemen sollten Bestrahlungsdurchmesser von 0,5, 0,6 oder 0,7 mm zur Anwendung kommen. Bei gutem Strahlprofil ist damit feinstes mikrochirurgisches Arbeiten an der Steigbügelsuprastruktur und Fußplatte möglich. Neuere Geräte bieten darüber hinaus einen variablen Arbeitsabstand von 200–400 mm, der durch einfache Drehverstellung am Mikromanipulator verändert werden kann und einen aufwendigen Linsenwechsel überflüssig macht. Dies ist insbesondere bei

Verwendung des CO_2-Lasers auch für Indikationen, die eine andere Brennweite erfordern, von großem Nutzen.

Ein weiterer Vorteil der neuen Mikromanipulatorgeneration ist ihr geringes Gewicht (ca. 500 g) und ihre auf die Ohrchirurgie besser angepaßte Größe und Form, die das Mikroskop handlicher machen und den bequemen Einsatz zusätzlicher chirurgischer Instrumente auch bei kleinerem Arbeitsabstand von 250 mm ermöglichen.

Die Mikromanipulatoren müssen eine hohe Übereinstimmung des HeNe-Pilotstrahls mit dem CO_2-Laserstrahl gewährleisten, damit ein exaktes mikrochirurgisches Arbeiten möglich ist. Unterschiedliche Applikationssysteme führen zu zum Teil sehr unterschiedlicher Transmission der Laserleistung. Diese schwankt je nach Lasersystem und Mikromanipulator zwischen 70 und 90%. Der Leistungsverlust muß dem Benutzer bekannt sein und entsprechend durch höhere Leistungswahl am Lasergerät ausgeglichen werden, um ein effektives Bearbeiten des Steigbügels zu gewährleisten.

Je nach verwendetem Mikromanipulator und Mikroskop kann eine zusätzliche Hochleistungslichtquelle (z. B. Superlux 300, Fa. Zeiss) erforderlich sein, um auch bei stärkster Vergrößerung des Mikroskops eine ausreichende Ausleuchtung des Operationssitus zu garantieren.

3.3
Effektive und sichere Laserenergieparameter

Basierend auf unseren an Felsenbeinpräparaten und im Cochleamodell gewonnenen Daten (Jovanovic 1996) haben wir für die Stapedotomie mit dem CO_2-Laser (Typ 1030, 1041 1020 c, 1030 c und 1040 c, Fa. Sharplan) in Verbindung mit dem Mikromanipulator (Acuspot 710, Fa. Sharplan) effektive Parameter ermittelt (Tabelle 3.1). Betriebsart war cw-Einzelpuls. Als günstige Pulsdauer erwies sich die kürzeste Zeit von 0,05 bzw. 0,1 s. Die Wahl der Leistungen bewegte sich zwischen 1 und 8 W (4000–32000 W/cm^2). Zur effektiven Bearbeitung des Steigbügels und Reduzierung der thermischen Effekte der CO_2-Laserstrahlung erfolgt die Perforation der Fußplatte entweder mit mehreren versetzten, leicht überlappenden Einzelapplikationen mit geringer Leistung, kurzer Pulsdauer und kleinem Strahldurchmesser oder mit einem mikroprozessorgesteuerten rotierenden Laserstrahl (SwiftLase, Typ 757 oder SilkTouch, modifizierter Typ 768, Fa. Sharplan). Dabei wird CO_2-Laserstrahlung *hoher Leistungsdichte und geringer Einzelpulsenergie* appliziert. Bei einmaliger Laserbe-

Tabelle 3.1. Effektive Laserenergieparameter für die Stapedotomie (Sharplan 1030, 1041, 1020 c, 1030 c und 1040 c CO_2-Laser). Die angegebenen Leistungen entsprechen den tatsächlichen Leistungen am Austritt des Applikationssystems. Bei Anwendung rotierender Applikationssysteme an der Steigbügelfußplatte sind ggf. zusätzliche Einzelapplikationen *ohne* rotierenden Laserstrahl (Leistung: 6 W, Pulsdauer; 0,05 s) zur Perforationserweiterung erforderlich. [Arbeitsabstand: 275 mm, Fokusgröße: 0,18 mm (Acuspot 710)]

Anatom. Struktur	Reale Leistung (W)	Leistungsdichte (W/cm^2)	Pulsdauer (s)	Betriebsart	Bestrahlungsdurchmesser (mm)	Pulsanzahl	Perforationsdurchmesser (mm)
Stapediussehne	1	400	0,1	cw	0,18	2–3	
Amboß-Steigbügel-Gelenk	6	24000	0,05	cw	0,18	8–14	
Steigbügelschenkel	6	24000	0,05	cw	0,18	4–8	
Steigbügelfußplatte	6	24000	0,05	cw	0,18	6–12	0,5–0,7
	oder 6[a]	24000	0,1	cw	ca. 0,45	1	0,4–0,5
	oder 8[b]	30000	0,1	cw	ca. 0,5, 0,6 bzw. 0,7	1	0,5–0,7

[a] Bei Applikation der Laserstrahlung mit rotierenden Spiegeln (SwiftLase, Typ 757).
[b] Bei Applikation der Laserstrahlung mit rotierenden Spiegeln (Silk Touch, modifizierter Typ 768).

strahlung mit rotierenden Spiegeln sind ggf. zusätzliche Einzelapplikationen ohne rotierenden Strahl zur Vergrößerung des Perforationsdurchmessers erforderlich (Tabelle 3.1). Bei gutem Strahlprofil der Laserstrahlung bedeutet dies für die Bearbeitung des Gewebes die höchste Wirksamkeit bei geringsten thermischen Nebenwirkungen. Eine Gefährdung der Mittel- und Innenohrstrukturen durch thermische oder akustische Belastung ist bei dieser Eingrenzung der Laserenergieparameter nicht zu erwarten.

Beachte: Da bei der Übertragung der CO_2-Laserstrahlung über den Spiegelgelenkarm und Mikromanipulator – je nach verwendetem System – Leistungsverluste unterschiedlichen Ausmaßes auftreten, stimmt die am Lasergerät angezeigte Laserleistung nicht mit der tatsächlich applizierten im Gewebe überein. **!**

Deshalb ist die Messung der tatsächlichen Leistung am Austrittspunkt des Applikationssystems mit einem externen Meßgerät (z.B. Power Wizard, Fa. Syngard; Power Meter 200, Fa. Coherent; Fieldmaster, Fa. Coherent etc.) in regelmäßigen zeitlichen Abständen (z.B. 2mal pro Jahr) erforderlich, um reale Leistungen einstellen zu können, die unerläßliche Voraussetzung für ein exaktes mikrochirurgisches Arbeiten mit dem Laser sind. Die Leistungsverluste bei den von uns verwendeten Laser- und Applikationssystemen betrugen bis zu 30 %.

Nach der Medizingeräteverordnung (*MedGV*) und der zukünftigen Betriebsverordnung nach Medizinproduktgesetz (MPG) sind darüber hinaus jährliche sicherheitstechnische Kontrollen der Lasergeräte durch den Gerätehersteller selbst oder durch anderes autorisiertes Personal erforderlich.

Nach den zuständigen Normen (DIN EN 60601-2-22) für medizinische elektrische Geräte, Teil 2: besondere Festlegungen für die Sicherheit von diagnostischen und therapeutischen Lasergeräten darf die Laserleistung hinter dem Spiegelgelenkarm um ± 20 % von der vom Gerät angezeigten Leistung abweichen.

3.4 Übertragbarkeit unserer Parameter auf andere Laser- und Applikationssysteme

Es muß an dieser Stelle darauf hingewiesen werden, daß die in Tabelle 3.1 aufgestellten Parameter nur für die oben angeführten Laser und die verwendeten Applikationssysteme mit den entsprechenden Brennweiten und Fokusgrößen gelten. Eine Übertragbarkeit dieser Daten auf andere CO_2-Lasersysteme ist nur zulässig bei Verwendung derselben Leistungsdichten und Pulsdauern von 50 bzw. 100 ms. Bei dieser Eingrenzung der Energieparameter stellt der CO_2-Laser nach unseren bisherigen klinischen Erfahrungen keine Gefahr für das Innenohr dar.

3.4.1 Vorgehen zur Berechnung der Leistungsdichte für das jeweils verwendete System

1. Festlegung des Arbeitsabstandes (Brennweite der Mikroskoplinse f), mit dem Sie arbeiten möchten. Je nach verwendetem Mikromanipulator sind Brennweiten von f = 250 oder 275 mm geeignet. Der Arbeitsabstand von 300 mm erscheint für ohrchirurgische Eingriffe dagegen zu groß.
2. Lesen Sie in der Bedienungsanleitung ihres Mikromanipulators nach, welcher Fokusdurchmesser des Laserstrahls bei der gewählten Brennweite vom Hersteller angegeben wird. Die Angaben sind in Millimetern angegeben und gelten für den fokussierten und maximal defokussierten Laserstrahl.
3. Obwohl einige Hersteller die Leistungstransmission ihres Applikationssystems in Prozent angeben (z.B. >90% für den Acuspot 712, Fa. Sharplan), ist eine Überprüfung der Leistungsverluste Ihres Systems dennoch ratsam und kann mit herkömmlichen kalorischen Leistungsmeßgeräten durchgeführt werden (s. Kap. 2). Damit kennen Sie die tatsächliche Leistung am Austritt Ihres Applikationssystems.
4. Zur Berechnung der Leistungsdichte E in W/cm^2 muß die Leistung P in Watt durch die bestrahlte Fläche (Spotgröße des Laserstrahls) in cm^2 dividiert werden. Die bestrahlte Fläche läßt sich aus dem Fokusdurchmesser d in cm mit Hilfe der Formel für den Flächeninhalt des Kreises berechnen:

   $A = \pi/4\, d^2$ Konstante $\pi = 3{,}14$.

Die so berechnete Leistungsdichte ist mit den in unseren Tabellen angegebenen Leistungsdichten vergleichbar. Bei gleichen Leistungsdichten und gleichen Energien (Leistung x Pulsdauer, Einheit: J) sind damit gleiche Effekte im Gewebe zu erwarten.

Rechenbeispiele

Beispiel 1. Bei einem Arbeitsabstand von 250 mm beträgt der Fokusdurchmesser d = 190 µm = 0,19 mm = 0,019 cm. Die Spotgröße A in cm^2 beträgt:

$$A = \pi/4\,d^2 = 3{,}14/4\,(0{,}019\ \text{cm})^2 = 0{,}0003\ \text{cm}^2.$$

Für eine Leistung P = 6 W beträgt damit die Leistungsdichte:

$$E = P/A = 6/0{,}0003\ \text{cm} = 20\,000\ \text{W/cm}^2.$$

Beispiel 2. Bei einem Arbeitsabstand von 300 mm ist d = 210 µm = 0,21 mm = 0,021 cm. Die Spotgröße A beträgt:

$$A = \pi/4\,d^2 = 3{,}14/4\,(0{,}021\ \text{cm})^2 = 0{,}00035\ \text{cm},$$

$$E = P/A = 6/0{,}00035\ \text{cm} = 17\,000\ \text{W/cm}^2.$$

Beachte: Trotz einer nur geringgradigen Zunahme des Strahldurchmessers um 0,02 mm resultiert eine Abnahme der Leistungsdichte um 3000 W/cm^2. Bei gleicher Leistung und längerem Arbeitsabstand ist damit der CO_2-Laserstrahl weniger wirksam. !

Kapitel 4

Chirurgische Technik der CO_2-Laserstapedotomie 4

4.1
Erstoperationen

4.1.1
Exposition des Mittelohres

Nach Infiltration des äußeren Gehörganges mit Xylocain 1%ig mit 1:200000 Epinephrin und Präparation des tympanomeatalen Lappens erfolgt die Eröffnung des Mittelohres und die Entfernung des die ovale Nische verdeckenden Gehörgangsknochens mit dem scharfen Doppellöffel nach House oder mit dem Diamantbohrer unter Schonung der Chorda tympani. Ein ausreichender Zugang zur ovalen Nische besteht – wie bei der konventionellen Technik – dann, wenn der Processus pyramidalis und das tympanale Segment des Nervus facialis gut sichtbar sind (Abb. 4.1). Vor dem Einsatz des CO_2-Lasers wird zunächst durch Ausführen von Testschüssen auf z.B. einen Holzspatel eine mögliche Dejustierung zwischen dem Helium-Neon-(HeNe-)Pilotstrahl und dem im fernen Infrarotbereich liegenden unsichtbaren CO_2-Laserstrahl ausgeschlossen (Abb. 4.2). Bei evtl. Nichtübereinstimmung des Zielstrahls mit dem chirurgischen Strahl kann somit vor dem Lasern eine Korrektur vorgenommen werden.

Die Abtragung der Suprastruktur und die Perforation der Fußplatte erfolgt dann berührungslos mit dem CO_2-Laserstrahl.

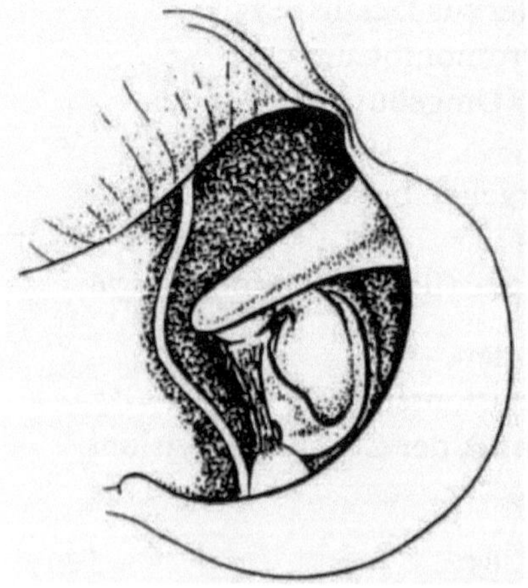
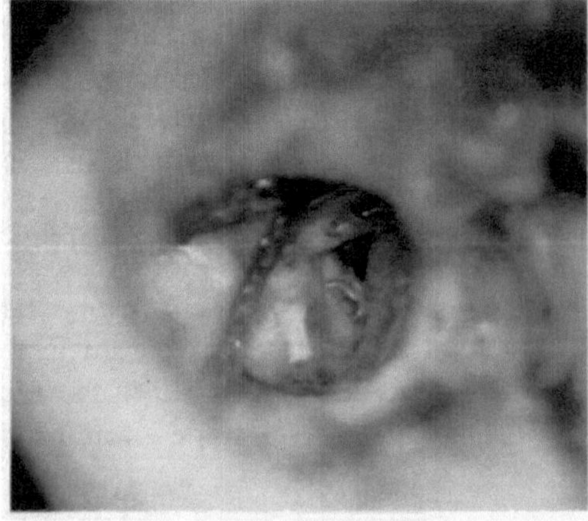

Abb. 4.1. Linkes Mittelohr nach Exposition des Steigbügels

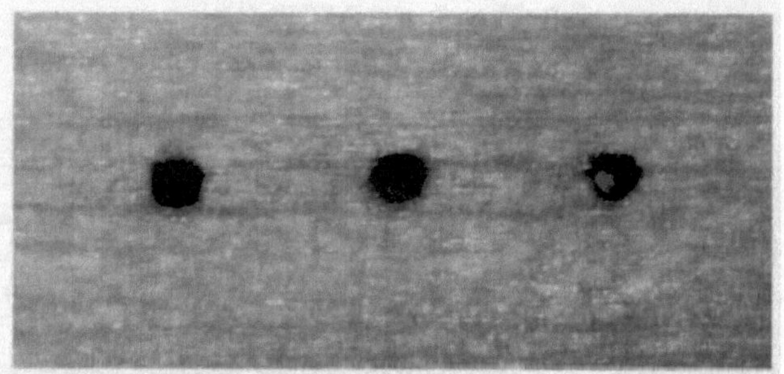

Abb. 4.2. Testschüsse auf einen Holzspatel zum Ausschluß einer Dejustierung zwischen dem HeNe-Pilotstrahl und dem unsichtbaren CO_2-Laserstrahl

4.1.2 Durchtrennung der Stapediussehne

Es erfolgt zunächst die Durchtrennung der Stapediussehne. Abbildung 4.3 zeigt den auf die Stapediussehne gerichteten HeNe-Pilotstrahl des CO_2-Lasers.

Die Stapediussehne wird mit 2–3 Einzelpulsen bei geringer Leistung von 1 W (Leistungsdichte 4000 W/cm^2) und einer Pulsdauer von 0,1 s vaporisiert (Abb. 4.4). Der dabei entstehende Rauch wird abgesaugt. Unter Umständen kann die Sehne bei günstigen anatomischen Verhältnissen auch geschont werden.

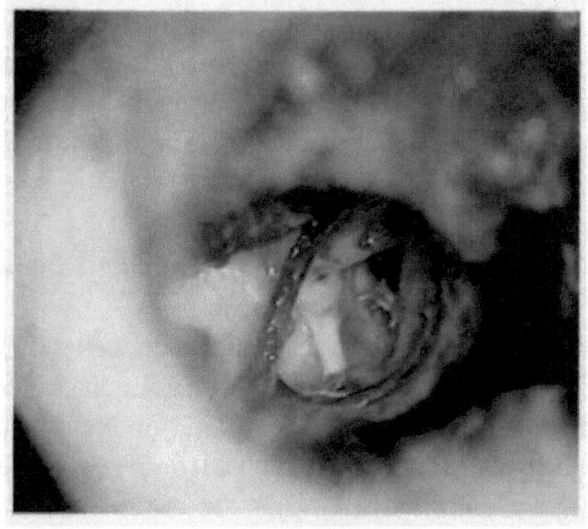

Abb. 4.3. HeNe-Pilotstrahl auf der Stapediussehne

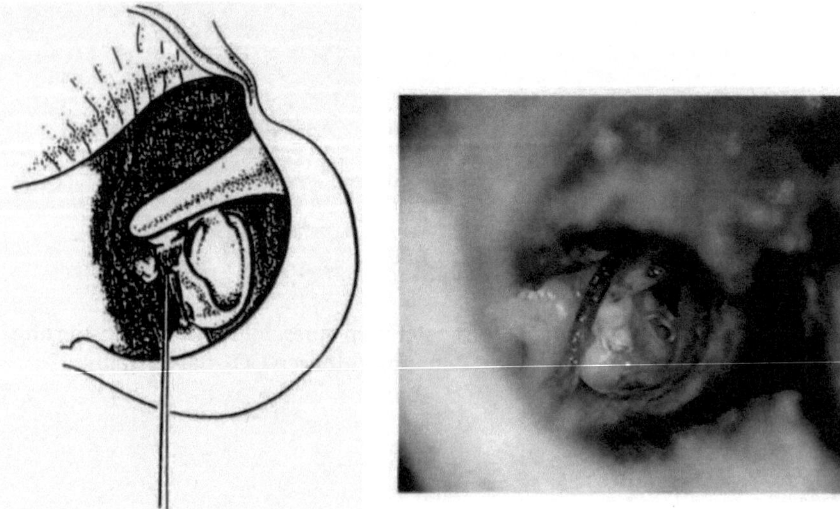

Abb. 4.4. Durchtrennung der Stapediussehne

4.1.3
Durchtrennung des Amboß-Steigbügel-Gelenks

Das Amboß-Steigbügel-Gelenk wird unter Vaporisation des Steigbügelköpfchens mit 8–14 Einzelpulsen von je 6 W Leistung (Leistungsdichte 24000 W/cm^2) und einer Pulsdauer von 0,05 s mit dem Laserstrahl gelöst (Abb. 4.5).

Aufgrund des häufig nicht ganz senkrecht einfallenden CO_2-Laserstrahls auf das Gelenk ist eine zusätzliche instrumentelle Prüfung und ggf. Durchtrennung von Restverbindungen zwischen dem Processus lenticularis und dem Caput stapedis erforderlich (Abb. 4.6).

4.1.4
Durchtrennung des hinteren Steigbügelschenkels

Die Durchtrennung des hinteren, in der Regel stärker gekrümmten, dickeren und längeren Steigbügelschenkels erfolgt fußplattennah mit 4–8 Pulsen und der gleichen Leistung von 6 W (Leistungsdichte 24000 W/cm^2) und einer Pulsdauer von 0,05 s wie beim Amboß-Steigbügel-Gelenk (Abb. 4.7).

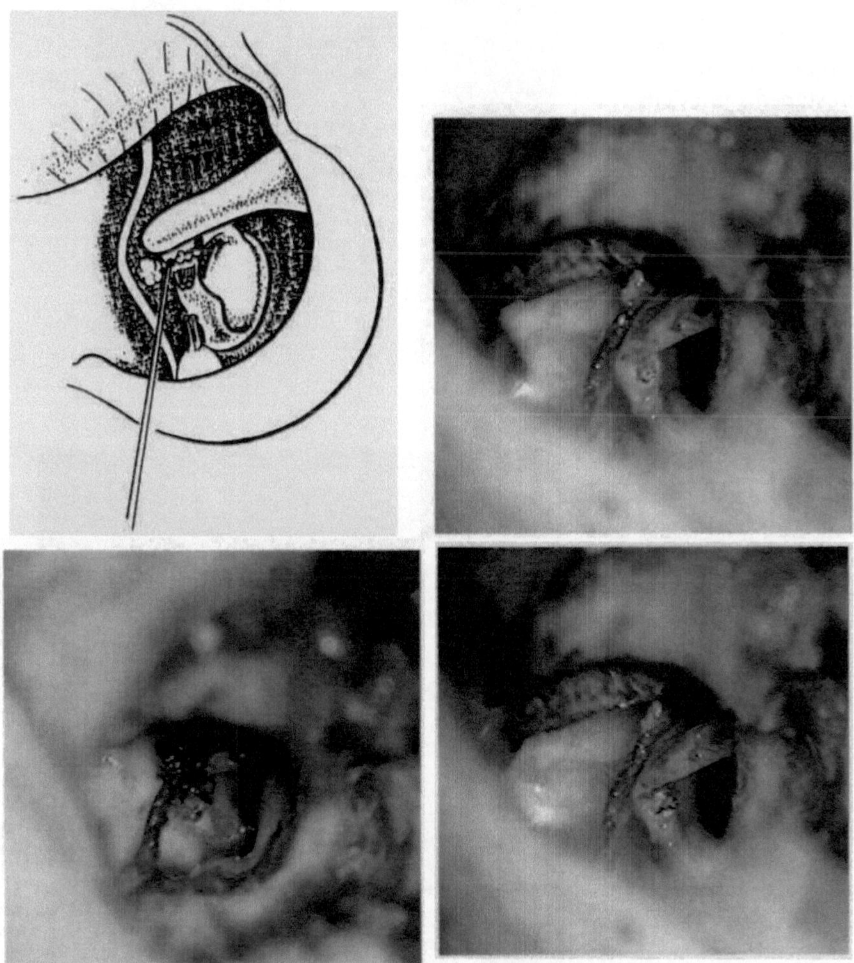

Abb. 4.5. Durchtrennung des Amboß-Steigbügel-Gelenks

Bei der Vaporisation des Gelenks und des hinteren Schenkels mit dieser relativ hohen Laserleistung muß darauf geachtet werden, daß die in der Strahlrichtung liegenden Mittelohrstrukturen (Fußplatte, Fazialiskanal etc.) nicht versehentlich bestrahlt und geschädigt werden. Einen zuverlässigen Schutz bietet das Auffüllen des Mittelohres mit physiologischer Kochsalzlösung (Abb. 4.8 a und b) oder das Abdecken dieser Strukturen mit feuchtem Gelatineschwamm (Gelita oder Spongastan) (Abb. 4.9).

Abb. 4.6. Durchtrennung von Restverbindungen zwischen dem Processus lenticularis und dem Caput stapedis mit dem Häkchen

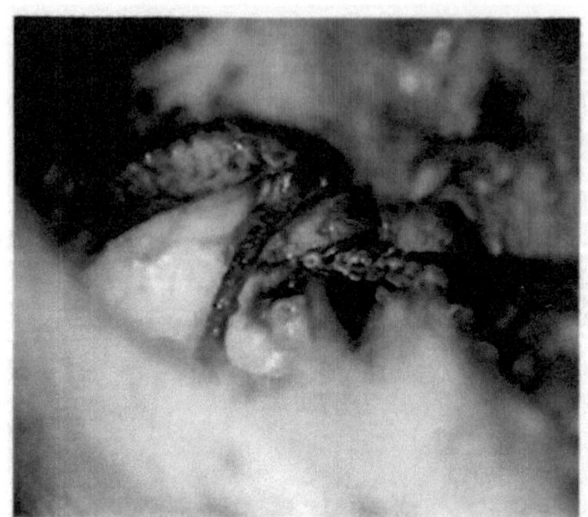

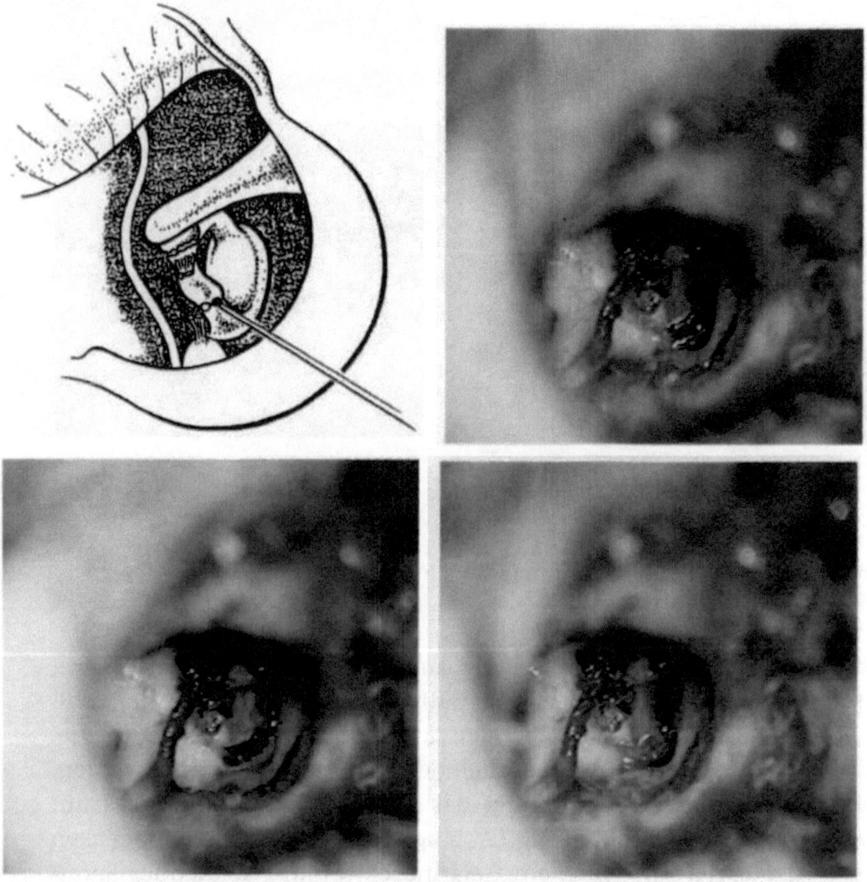

Abb. 4.7. Durchtrennung des hinteren Steigbügelschenkels

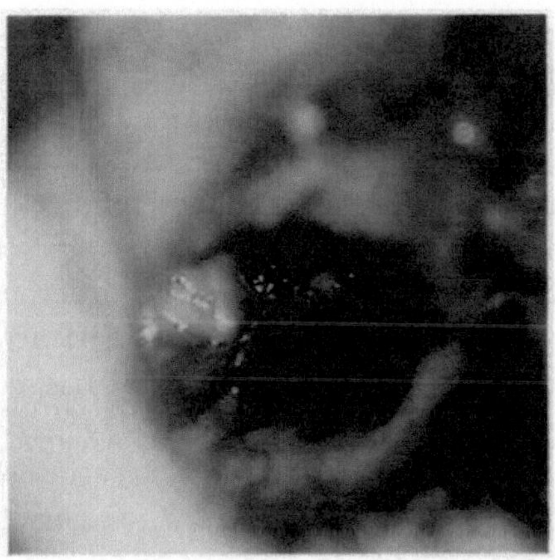

a

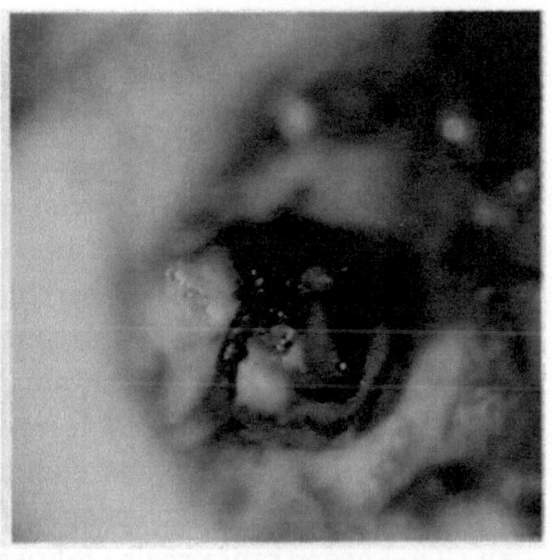

b

Abb. 4.8 a, b. a Instillation von Kochsalzlösung in die ovale Nische vor der Vaporisation des hinteren Steigbügelschenkels zum Schutz der Fußplatte und des Nervus facialis vor versehentlicher CO_2-Laserbestrahlung. **b** Überschüssige Kochsalzlösung muß vom hinteren Schenkel abgesaugt werden, damit der Laserstrahl effektiv diesen vaporisieren kann

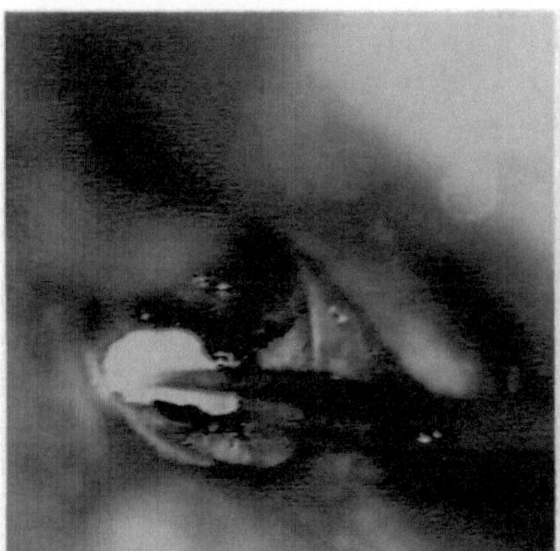

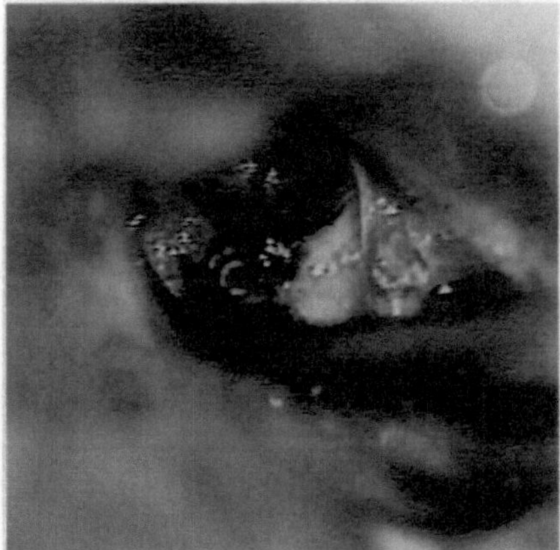

Abb. 4.9. Abdecken der ovalen Nische mit NaCl-Lösung getränktem Gelatineschwamm zum Schutz der Fußplatte und des Nervus facialis vor akzidenteller CO_2-Laserbestrahlung (rechtes Ohr)

4.1.5
Durchtrennung des vorderen Steigbügelschenkels

Der vordere Steigbügelschenkel, der etwas weniger gekrümmt, kürzer und dünner als der hintere ist, ist für den Laserstrahl häufig nicht direkt zugänglich; u.U. kann mit Hilfe eines Spiegels der CO_2-Laserstrahl so umgelenkt werden, daß unter Sicht eine Vaporisation des vorderen Schenkels erfolgen kann (Abb. 4.10a). Die Anforderungen an den Spiegel sind hoch: Er muß vollständig und ohne Streuung den CO_2-Laserstrahl reflektieren, d.h. die Laserenergie möglichst ohne Verlust weitergeben, und er muß noch ausreichend gut spiegeln, um den zu lasernden vorderen Schenkel genau erkennen und den HeNe-Pilotstrahl und damit den CO_2-Laserstrahl präzise fokussieren zu können. Die uns bislang zur Verfügung stehenden Spiegel waren in dieser Hinsicht noch nicht optimal, so daß wir es in den meisten Fällen vorgezogen haben, die Frakturierung des vorderen Schenkels konventionell mit dem Häkchen durchzuführen (Abb. 4.10b).

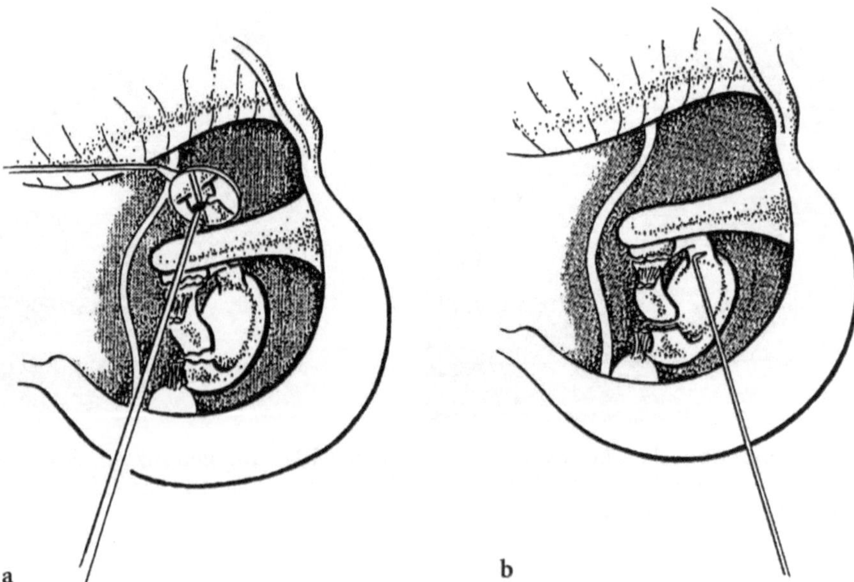

Abb. 4.10 a, b. a Durchtrennung des vorderen Steigbügelschenkels mit Hilfe eines Spiegels zur Umlenkung des Laserstrahls. **b** Frakturierung des vorderen Schenkels konventionell mit dem Häkchen

Sofern der vordere Schenkel ganz oder nur teilweise einsehbar ist, wird er ebenfalls mit dem CO_2-Laserstrahl mit den gleichen Parametern wie der hintere Schenkel direkt vaporisiert (Abb. 4.11). Auch bei nicht vollständiger Durchtrennung kann er so an der vaporisierten Stelle mit dem Häkchen kontrolliert frakturiert werden (Abb. 4.12 a und b).

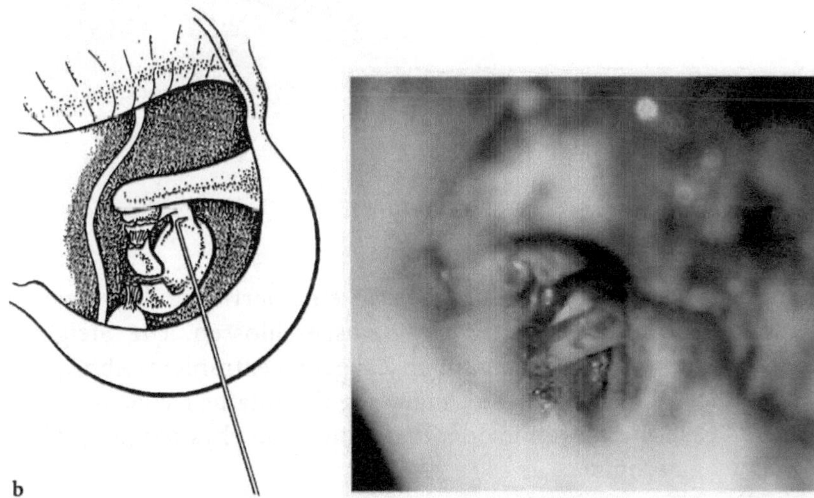

Abb. 4.11. Direktes Vaporisieren des vorderen Steigbügelschenkels mit dem CO_2-Laserstrahl

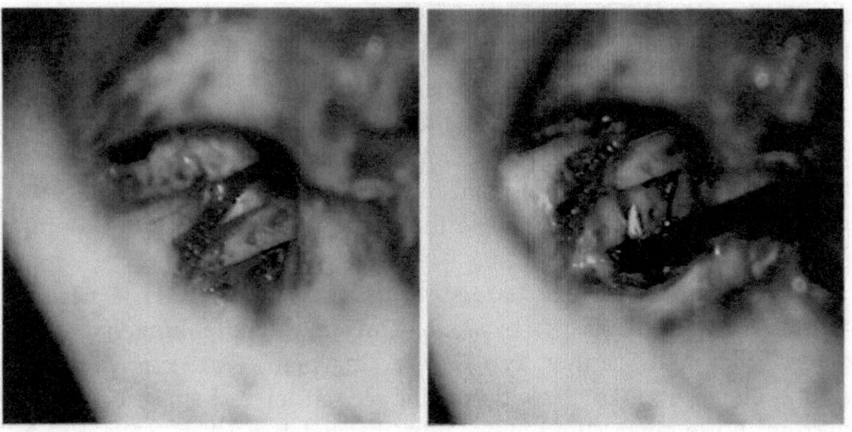

Abb. 4.12 a, b. a Unvollständig mit dem CO_2-Laserstrahl durchtrennter vorderer Schenkel. **b** Kontrolliertes Frakturieren des vorderen Steigbügelschenkels an der vaporisierten Sollbruchstelle mit dem 90°-Häkchen

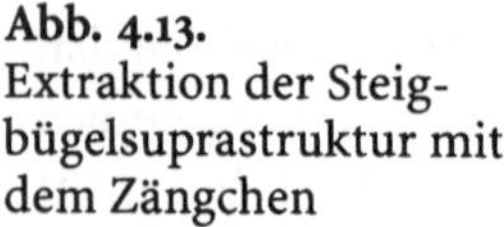
Abb. 4.13. Extraktion der Steigbügelsuprastruktur mit dem Zängchen

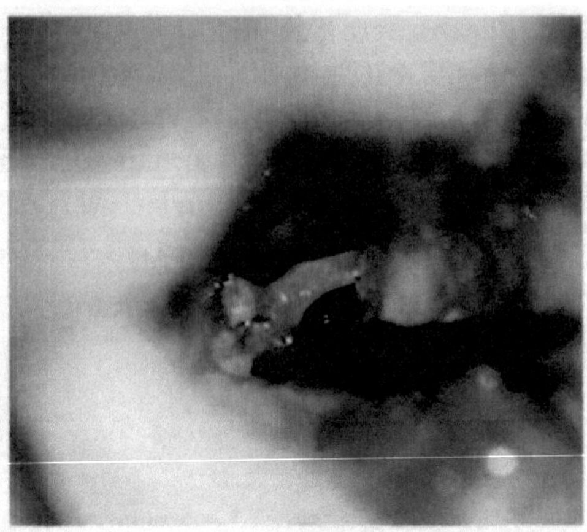

Eine Fußplattenmobilisation oder gar eine partielle oder totale Fußplattenextraktion ist damit nahezu ausgeschlossen. Die Steigbügelsuprastruktur wird sodann mit dem Zängchen extrahiert (Abb. 4.13).

Auch hier ist es ratsam, die Umgebung (Fußplatte, Fazialiskanal) mit feuchtem Gelatineschwamm oder Instillation von physiologischer Kochsalzlösung zu schützen.

4.1.6 Perforation der Fußplatte

Nach Entfernung der Suprastruktur ist eine gute Einsicht auf den hinteren Fußplattenanteil gewährleistet, wo in der Regel die Perforation erfolgt (Abb. 4.14).

Das Ziel ist, mit einer einmaligen oder wenigen versetzten, leicht überlappenden Applikationen der Laserstrahlung eine ausreichend große, 0,5–0,7 mm im Durchmesser, nahezu runde, reproduzierbare Fußplattenperforation ohne nennenswerte thermische Veränderung der Randzonen zu erzielen.

Bei der Applikation der Laserstrahlung mit rotierenden Spiegeln (SwiftLase-Scanner, Typ 757 bzw. nach unseren Empfehlungen modifizierter SilkTouch-Scanner, Typ 768, Fa. Sharplan) wird eine Kreisbewegung, Lissajous-Figur bzw. Spiral-Figur, bei der es keinen Umkehrpunkt am Ende eines Durchlaufes gibt, beschrieben (Abb. 4.15a und b und 4.16a und b). Die Rückkehr des Strahls zum Ausgangspunkt erfolgt nach 0,1 s. Es lassen sich so auch bei größeren Bestrahlungsflächen

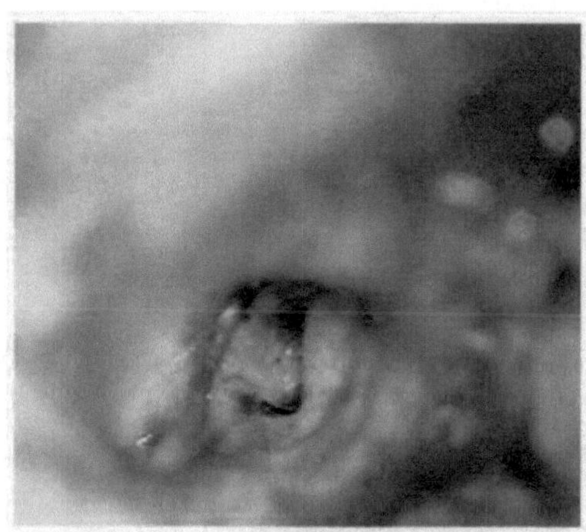

Abb. 4.14. Situs nach Extraktion der Steigbügelsuprastruktur. Vollständig einsehbarer hinterer Anteil der Steigbügelfußplatte

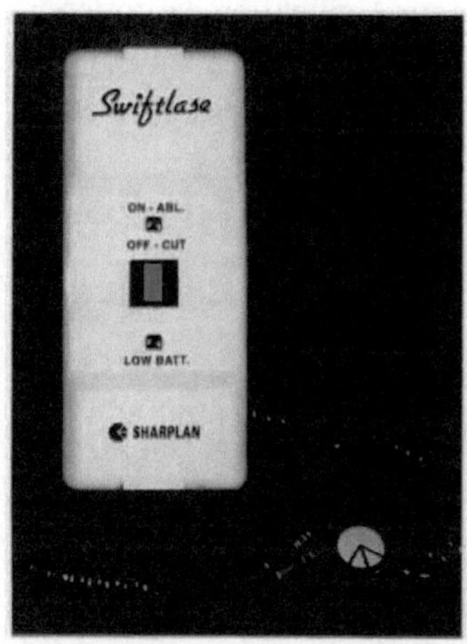

a

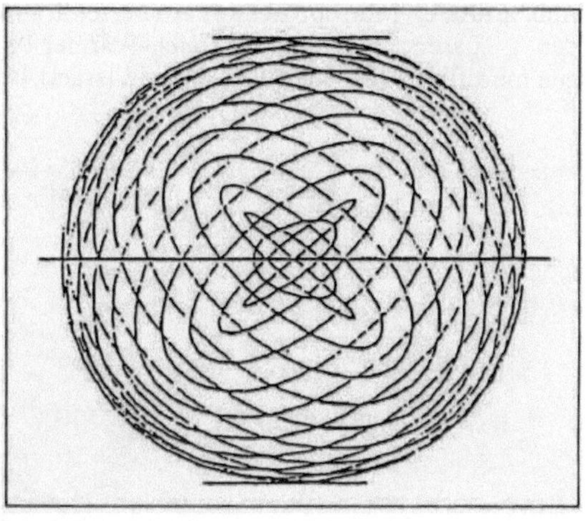

b

Abb. 4.15 a, b. Mikroprozessorgesteuerter Scanner zur rotierenden Appliaktion der Laserstrahlung. **a** Typ SwiftLase 757 (Fa. Sharplan, Tel Aviv, Israel). **b** Lissajous-Figur

hohe Leistungsdichten und damit eine hohe Wirksamkeit bei geringeren thermischen Nebenwirkungen der CO_2-Laserstrahlung erzielen (Abb. 4.17). Während mit dem SwiftLase-Scanner eine Bestrahlungsfläche von d = 0,45 mm bei einem Arbeitsabstand von 275 mm resultiert, lassen sich mit dem SilkTouch-Scanner je nach anatomischen Gegebenheiten und gewünschtem Perforationsdurchmesser unterschiedlich große Bestrahlungsflächen von d = 0,5, 0,6 und 0,7 mm einstellen.

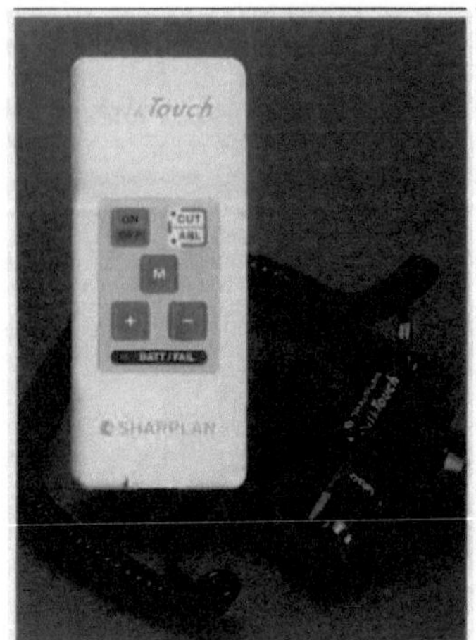

a

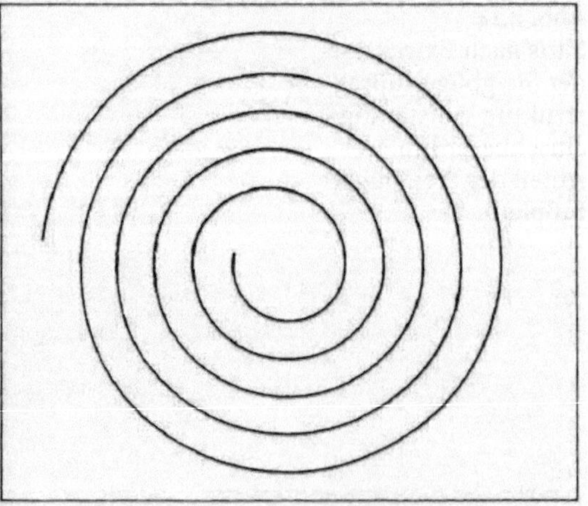

b

Abb. 4.16 a, b. Mikroprozessorgesteuerter Scanner zur Appliaktion der rotierenden Laserstrahlung. **a** SilkTouch-Scanner Typ 768, nach unseren Empfehlungen modifiziert (Fa. Sharplan, Tel Aviv, Israel). **b** Spiral-Figur

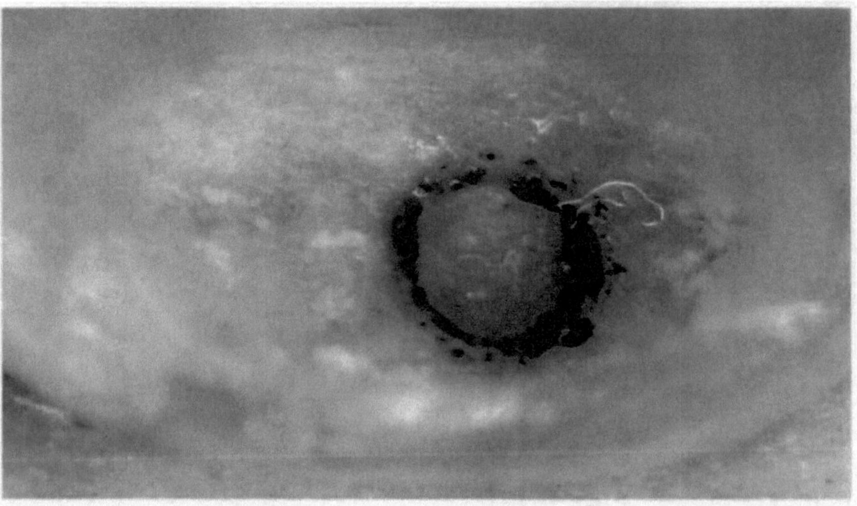

Abb. 4.17. In-vitro Perforation einer extrahierten Steigbügelfußplatte mit dem SwiftLase-Scanner, Typ 757

Damit ist bei geeigneter Wahl der Laserparameter prinzipiell durch einmalige Applikation eine Perforation definierten Durchmessers möglich.

Wir beginnen die Perforation der Fußplatte mit einer einmaligen Applikation der Laserstrahlung mit dem SwiftLase-Scanner mit einer Leistung von 6 W (Leistungsdichte 24000 W/cm²) oder mit dem SilkTouch-Scanner mit einer Leistung von 8 W (Leistungsdichte 32000 W/cm²) und einer Pulsdauer von 0,1 s (Abb. 4.18). Der Durchmesser der bestrahlten Fläche beträgt ca. 0,45 mm (SwiftLase) bzw. 0,5, 0,6 oder 0,7 mm [SilkTouch (je nach Einstellung)]. Der erzielte Perforationsdurchmesser beträgt je nach Fußplattendicke und verwendetem System 0,4–0,7 mm.

In Abhängigkeit von der Fußplattendicke und vom gewünschten Durchmesser ist ggf. eine Vergrößerung der Perforation mit weiteren 4–8 Einzelapplikationen ohne rotierenden Strahl erforderlich (Abb. 4.19). Die Laserleistung beträgt 6 W (Leistungsdichte 24000 W/cm²) und die Pulsdauer 0,05 s. Dabei ist darauf zu achten, daß das Vestibulum mit Peri-

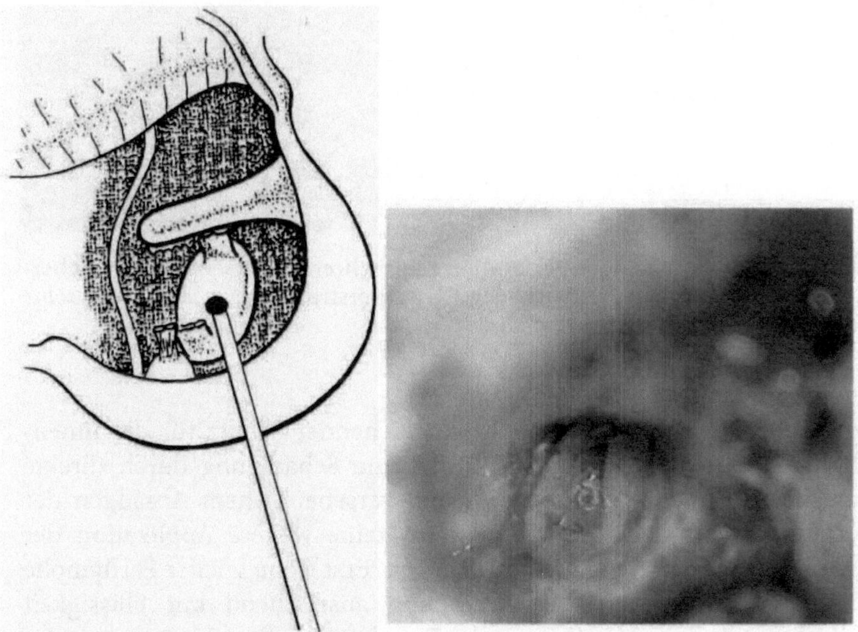

Abb. 4.18. Perforation der Steigbügelfußplatte mit einer einmaligen Applikation der CO_2-Laserstrahlung (Leistung 6 W, Leistungsdichte 24000 W/cm², Pulsdauer 100 ms) unter Verwendung des SwiftLase-Scanners Typ 757

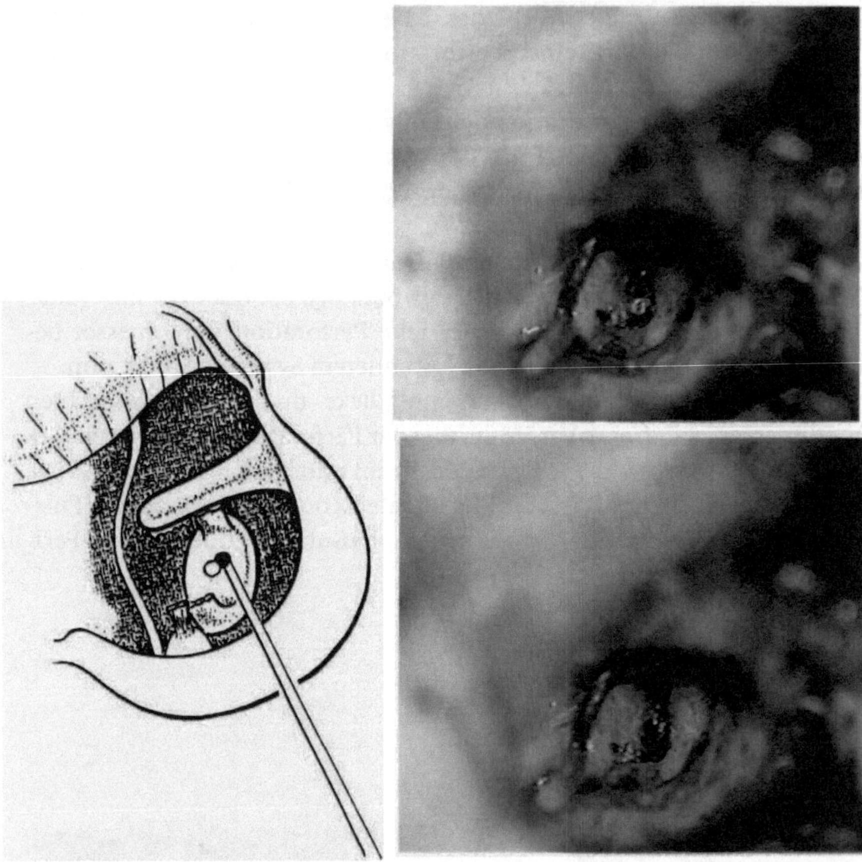

Abb. 4.19. Erweiterung der Perforation mit mehrerern versetzten, leicht überlappenden Einfachapplikationen der CO_2-Laserstrahlung bis der gewünschte Perforationsdurchmesser erreicht ist

lymphe ausgefüllt ist, so daß ein ausreichender Schutz für die Innenohrstrukturen gewährleistet ist und keine Schädigung durch direkte Laserbestrahlung verursacht wird. Bei versehentlichem Absaugen der Perilymphe aus dem Vestibulum darf keine weitere Applikation der Laserstrahlung auf die Fußplatte erfolgen. Erst wenn wieder Perilymphe nachgeflossen ist und das Vestibulum ausreichend mit Flüssigkeit bedeckt ist, darf die Bearbeitung der Fußplatte mit dem Laser fortgesetzt werden. Unter Umständen ist ein Auffüllen des Vestibulums mit physiologischer Kochsalzlösung erforderlich.

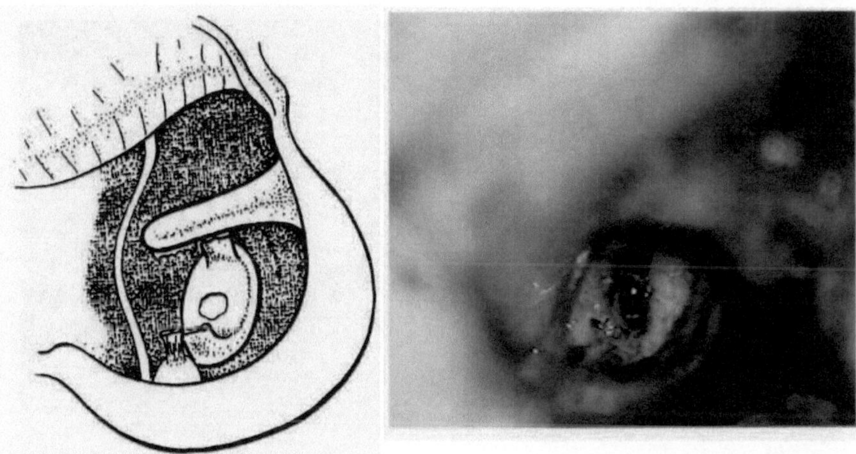

Abb. 4.20. Defintive Fußplattenperforation mit einem Durchmesser von ca. 0,7 mm

Der erzielte Perforationsdurchmesser beträgt in Abhängigkeit von den anatomischen Gegebenheiten (Dicke der Fußplatte, Weite der ovalen Nische etc.) und dem zu implantierenden Prothesendurchmesser (0,4 bzw 0,6 mm) ca. 0,5 bzw. 0,7 mm (Abb. 4.20).

4.1.7 Einführen eines Platin-Teflon-Pistons

Ein Platin-Teflon-Piston von 0,6 mm Durchmesser wird dann in die Perforation eingeführt (Abb. 4.21). Der Prothesendraht wird über den langen Amboßschenkel mit dem 90°-Häkchen geführt und mit dem Zängchen nach McGee am Incushals befestigt (Abb. 4.22). Abschließend erfolgt das Abdichten der ovalen Nische mit einem Blutkoagel (Abb. 4.23). Wenn der Unterschied zwischen dem Perforations- und Prothesendurchmesser größer ist, wird Bindegewebe verwendet (Abb. 4.24).

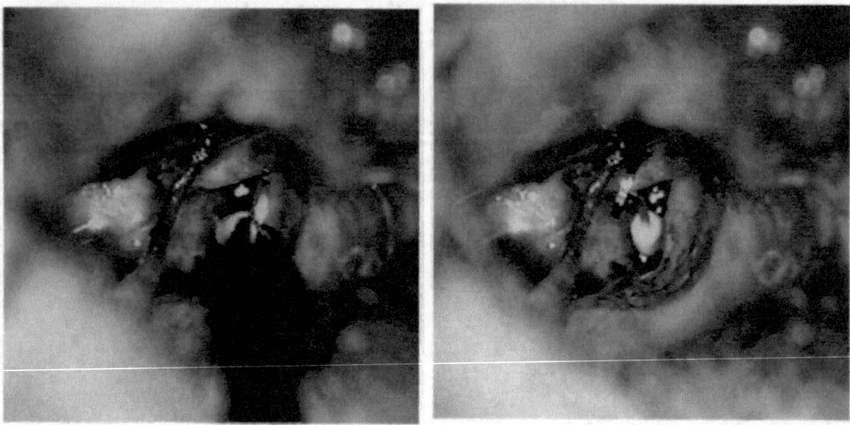

Abb. 4.21. Einführen eines Platin-Teflon-Pistons von 0,6 mm Durchmesser in die Perforation

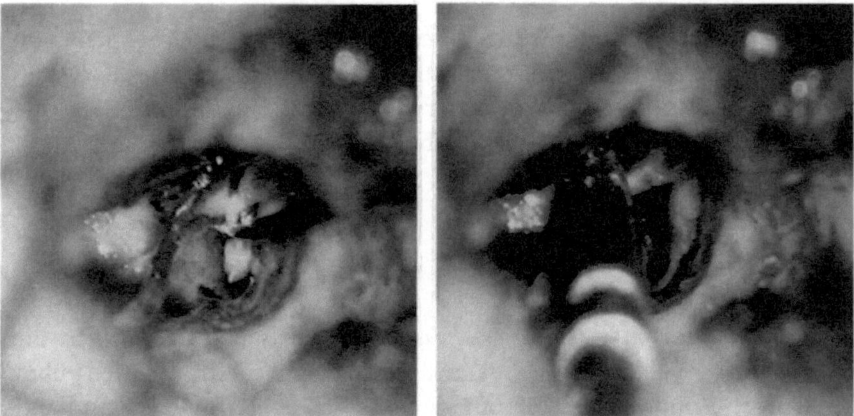

Abb. 4.22. Positionierung der Prothese am langen Amboßschenkel und ihre Befestigung mit dem Zängchen nach McGee nahe des Processus lenticularis

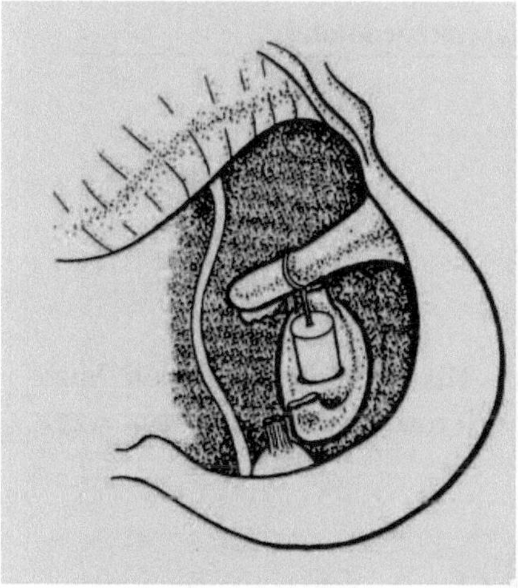

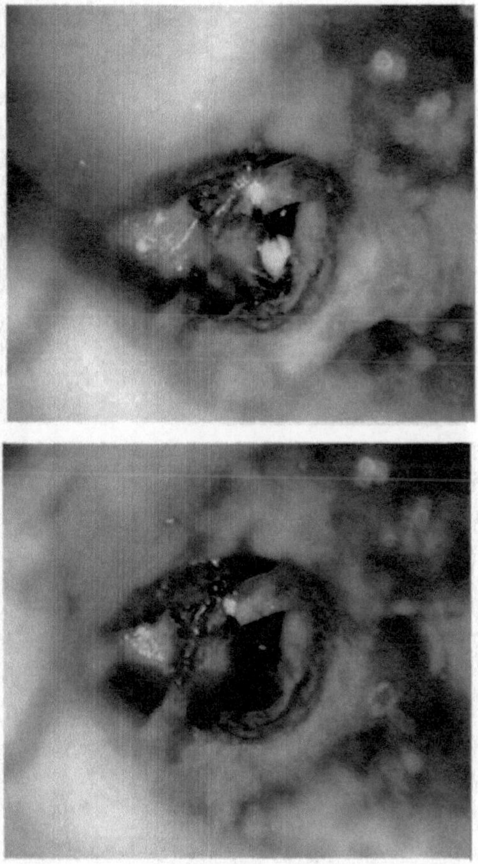

Abb. 4.23. Situs nach Implantation der Prothese und Abdichten der ovalen Nische mit einem Blutkoagel

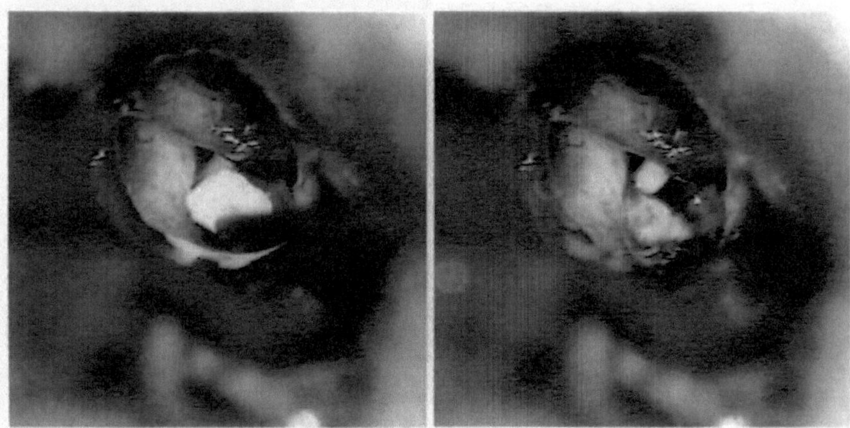

Abb. 4.24. Abdichten der ovalen Nische mit Bindegewebe (rechtes Ohr)

4.2 Sonderfälle

4.2.1 Obliterative Otosklerose

Das Perforieren einer dicken, die ovale Nische obliterierenden Fußplatte, wie sie bei der obliterativen Otosklerose vorkommt (Abb. 4.25 a

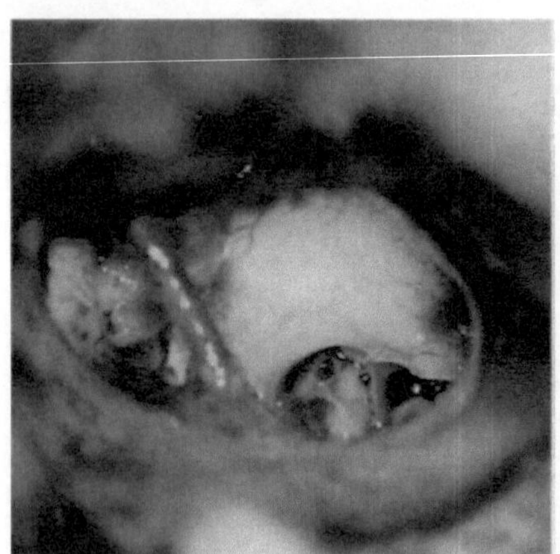
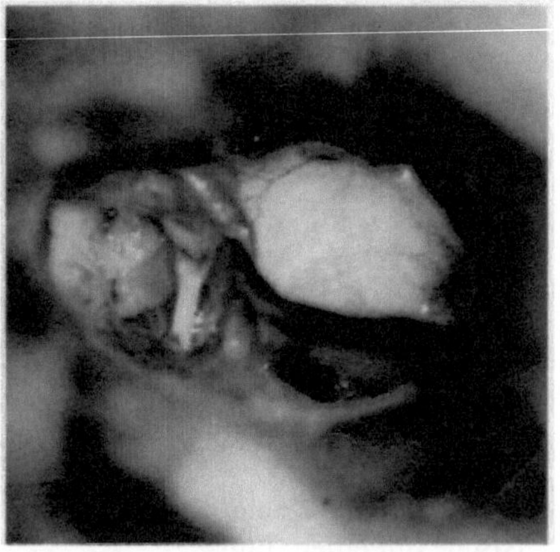

Abb. 4.25 a, b. Intraoperativer Befund einer obliterativen Otosklerose. **a** Die Otoskleroseherde füllen die gesamte ovale Nische aus. **b** Situs nach Verlagerung der Chorda tympani nach kaudal

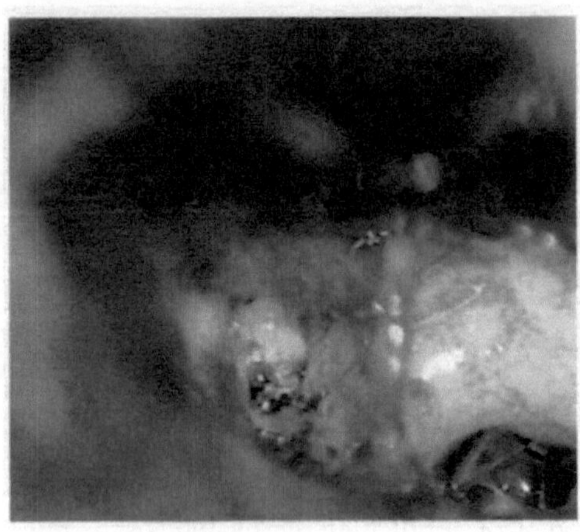

Abb. 4.26. Situs einer obliterativen Otosklerose nach Entfernung der Suprastruktur. Karbonisat (*schwarz*) im Bereich des vaporisierten hinteren Steigbügelschenkels

und b), mit dem Bohrer kann durch Vibrationen ein signifikantes Trauma des Innenohres verursachen. Die CO_2-Laserstrahlung versetzt dagegen den Ohrchirurgen in die Lage, in die Steigbügelfußplatte, unabhängig von ihrer Dicke oder dem Fixationsgrad, eine Perforation ohne ein mechanisches Trauma des Innenohres zu vaporisieren.

Nach Entfernung der Suprastruktur (Abb. 4.26) erfolgt die Abtragung der die ovale Nische obliterierenden Otoskleroseherde mit der Applikation der Laserstrahlung mit dem SwiftLase-Scanner großflächig und symmetrisch bis die lateralen Begrenzungen des ovalen Fensters exakt identifiziert werden können (Abb. 4.27a). Im Randbereich der ovalen Nische werden z. T. geringere Leistungen verwendet, um ein versehentliches Eröffnen des Innenohres zu vermeiden. Bei der Abtragung dieser Knochenmassen entstehen größere Mengen von thermischen Produkten wie Karbonisat und Kristallisat. Da das Kristallisat zur erhöhten Reflexion der CO_2-Laserstrahlung und damit zur Ineffektivität und geringeren Abtragung führt, muß es instrumentell entfernt werden (Abb. 4.27b). Die Eröffnung des Vestibulums erfolgt im zentralen Teil der ovalen Nische (Abb. 4.28). Die Perforation wird dann konzentrisch mit weiteren Einfachapplikationen bis zum gewünschten Durchmesser erweitert (Abb. 4.29). Das Einsetzen der Prothese erfolgt in typischer Weise (Abb. 4.30).

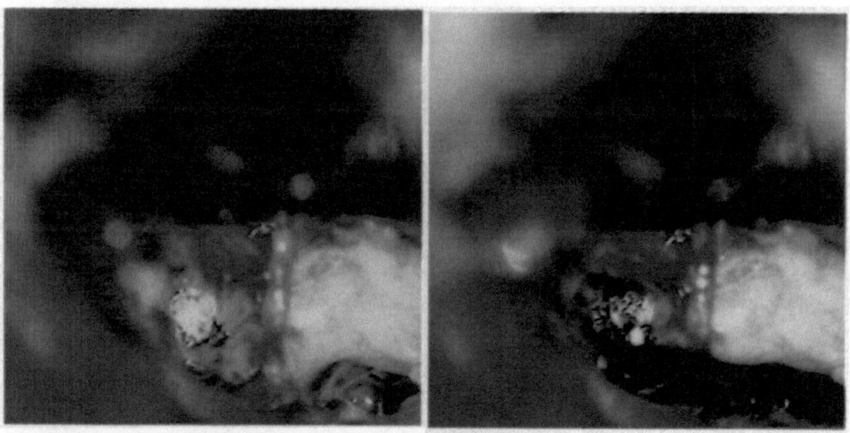

Abb. 4.27 a, b. a Großflächige Vaporisation der Otoskleroseherde in der ovalen Nische mit dem SwiftLase-Scanner. Bei der Abtragung entstehen größere Mengen von Kristallisat (*weiß*), welches zur erhöhten Reflektion und damit Ineffektivität der CO_2-Laserstrahlung führt. **b** Instrumentelle Entfernung des Kristallisats

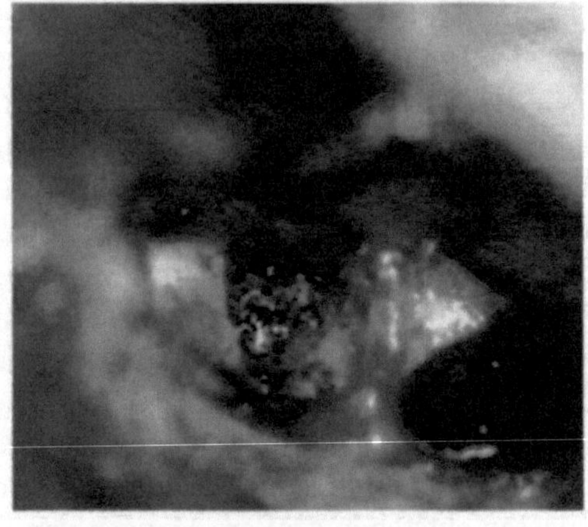

Abb. 4.28.
Eröffnung des Vestibulums im zentralen Bereich der ovalen Nische

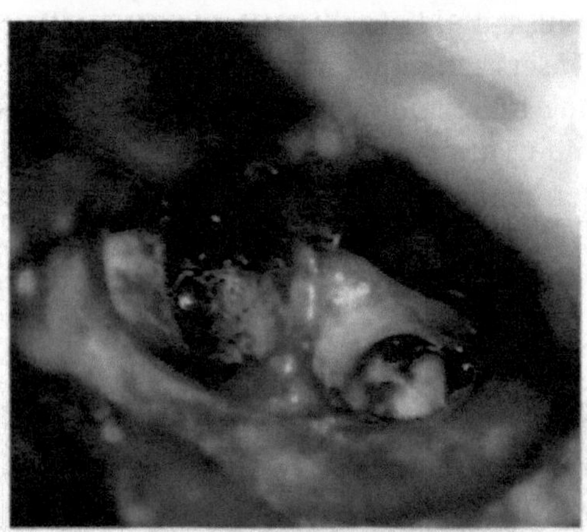

Abb. 4.29.
Erweiterung der Perforation bis zum endgültigen Durchmesser von ca. 0,7 mm

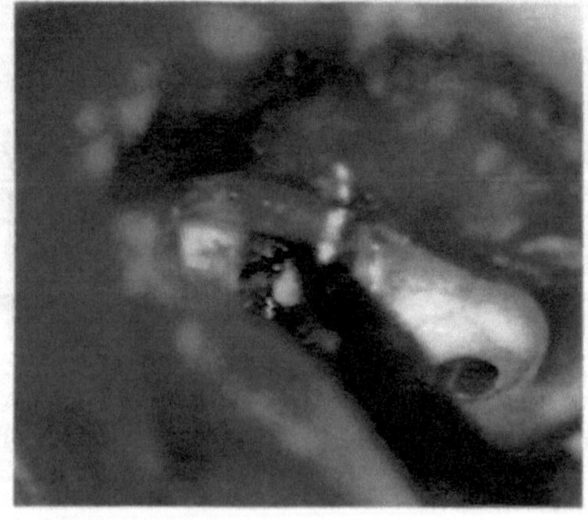

Abb. 4.30.
Einführen eines Platin-Teflon-Pistons (4,5 mm lang, 0,6 mm im Durchmesser) in die Perforation

Beachte: Ein flächiges Abtragen des Knochens ist ratsam, um eine tiefe, unübersichtliche Kraterbildung zu vermeiden, die das Einführen und exakte Positionieren der Prothese erschwert. Beim zu frühen Eröffnen des Vestibulums behindert die austretende Perilymphe die ggf. notwendige Erweiterung der Perforation durch zusätzliche Laserapplikationen.

4.2.2
Enge Nische des ovalen Fensters

Die Weite der ovalen Nische zeigt eine relativ große Variationsbreite. Es kommen weite aber auch sehr enge ovale Nischen vor, die das chirurgische Vorgehen erschweren können.

Darüber hinaus können ein im tympanalen Segment überhängender Nervus facialis, knöchern bedeckt oder gelegentlich auch freiliegend, oder ein prominentes und überhängendes, in die ovale Nische hineinragendes Promontorium diese so einengen, daß kein ausreichender Zugang zur Bearbeitung des Steigbügels gewährleistet ist. In solchen Fällen sind zusätzliche chirurgische Maßnahmen zur erfolgreichen Durchführung der Stapedotomie erforderlich.

4.2.3
Überhängender Nervus facialis

Operationstechnisch stellt diese anatomische Variante ein größeres Problem dar. Wenn der Nervus facialis knöchern bedeckt ist, kann mit dem CO_2-Laserstrahl mit geringen Leistungen (1–1,5 W) und kurzen Pulszeiten von 50 und 100 ms der Knochen vorsichtig tangential abgetragen werden.

Ein vollständiges Befreien des Nervus facialis von der knöchernen Abdeckung sollte dabei vermieden werden, um einen ausreichenden Schutz des Nervs vor direkter Laserbestrahlung zu gewährleisten und einen Prolaps des Nervs durch den resultierenden Knochendefekt mit Sichtverschlechterung zu verhindern. Diese Maßnahme reicht gelegentlich aus, um eine bessere Einsicht auf die Fußplatte zu erzielen.

Da nicht selten eine zusätzliche Einengung der Nische durch ein ausladendes Promontorium vorliegt, schafft ein vorsichtiges tangentiales Abtragen des überhängenden Knochens eine weitere Verbesserung der anatomischen Situation in der Nische des ovalen Fensters. Es werden auch hier geringe Leistungen von 1–2 W und kurze Pulszeiten von 50 bzw. 100 ms gewählt. Die dahinter liegende Fußplatte wird mit physiologischer Kochsalzlösung oder feuchtem Gelatineschwämmchen vor versehentlicher Perforation und damit zu früher Eröffnung des Vestibulums mit Perilymphaustritt geschützt.

In den Fällen, in denen durch den Fazialiskanal eine vollständige Verlegung des Eingangs in die ovale Nische vorliegt und durch die Entfernung des häufig sehr dünnen Knochens keine nennenswerte Erweiterung erzielt werden kann oder der tympanale Nervus facialis keine knöcherne Abdeckung besitzt, muß vom Einsatz des Lasers abgesehen werden und z. B. eine konventionelle Stapedotomie mit gebogenen Perforatoren durchgeführt werden. Auch hier könnte ein geeigneter Spiegel zur Umlenkung des CO_2-Laserstrahls Abhilfe schaffen und den Ohrchirurgen in die Lage versetzen, auch eine für den Laserstrahl nicht direkt erreichbare Fußplatte zu perforieren.

Bei der Insertion der in der Regel etwas länger zu wählenden Prothese muß darauf geachtet werden, daß der Draht weder Kontakt zum ausladenden Nervus facialis noch zu anderen Strukturen der ovalen Nische hat. Dies ist die unabdingbare Voraussetzung für eine gute Schallübertragung. Die ovale Nische wird abschließend mit Bindegewebe versiegelt.

4.2.4 Überhängendes Promontorium

Eine Einengung der Nische zum ovalen Fenster durch eine überhängende, in die ovale Nische hineinragende Promontoriumwand stellt in der Regel ein geringeres chirurgisches Problem dar. Unter Beachtung der zuvor beschriebenen Vorsichtsmaßnahmen (Abdecken der Fußplatte mit Kochsalz oder feuchtem Gelatineschwamm) kann der überhängende Knochen mit Leistungen von 1–2 W mit kurzen Pulszeiten (50 bzw. 100 ms) tangential abgetragen werden und damit die Sicht in die ovale Nische verbessert werden. Dies kann je nach Erfordernissen der operationstechnischen Durchführbarkeit entweder vor oder nach der Entfernung der Stapessuprastruktur sinnvoll sein.

Während der Abtragung des überhängenden Promontoriumknochens muß darauf geachet werden, daß die Scala tympani der Cochlea nicht eröffnet und damit eine Innenohrschädigung induziert wird.

Die Gefahr einer Innenohrschädigung bei versehentlicher Eröffnung der Scalae mit dem CO_2-Laserstrahl ist jedoch weit geringer als bei konventionellem Vorgehen z.B. mit einem Diamantbohrer. Aufgrund der vollständigen Absorption der Laserstrahlung in Perilymphe und einer nur geringen Eindringtiefe von 0,01 mm sind die Innenohrstrukturen vor direkter CO_2-Laserbestrahlung gut geschützt und in einem relativ weiten Energiebereich vor Schädigungen sicher.

4.2.5 Otosklerose in der Umgebung des runden Fensters

Die Häufigkeit des Verschlusses des runden Fensters durch otosklerotische Herde wird in der Literatur sehr unterschiedlich angegeben. Die Zahlen reichen von <1 (Plester 1986) bis zu 50% (Fleischer 1957/58). Diese Pathologie ist nahezu immer von einem hochgradigen sensorineuralen Hörverlust begleitet.

Wir haben dieses Phänomen weder isoliert noch kombiniert mit der Fixation des Stapes in unserem Patientenkollektiv beobachtet.

Prinzipiell ist jedoch auch bei einer vollständigen Obliteration der runden Nische durch otosklerotische Herde eine laserchirurgische Entfernung denkbar. Dabei muß jedoch beachtet werden, daß die Membran des runden Fensters sehr dünn ist und ihre anatomische Lage in bezug auf das Promontorium sehr variabel ist. Bei versehentlicher Eröffnung der Membran muß ein sofortiges Abdichten des runden Fensters mit Bindegewebe oder Mittelohrmukosa erfolgen.

4.2.6 Chirurgisches Vorgehen bei Unerreichbarkeit der Fußplatte

Bei Unerreichbarkeit der Fußplatte z.B. durch einen abnormen Verlauf des Nervus facialis oder eine vasculäre Anomalie kann zur Wiederherstellung des Schalleitungsapparates eine Fenestration des Promontoriums nach Plester erforderlich werden (Plester et al. 1989).

Die chirurgische Technik entspricht abgesehen von der Anlage der Perforation mit dem CO_2-Laserstrahl dem konventionellen Vorgehen. Die erforderlichen Laserparameter entsprechen denen für die Fußplattenperforation.

4.2.7 Bewegliche Fußplatte (floating footplate)

Bei der konventionellen Stapedotomie kommt es bei den Manipulationen nicht selten, insbesondere bei partiell fixiertem Steigbügel, zur akzidentellen Mobilisation des kleinsten Gehörknöchelchens und damit zur sog. „floating footplate" (Abb. 4.31). Ein Perforieren der Fußplatte ist in solchen Fällen häufig nicht mehr möglich, so daß eine Stapedektomie durchgeführt werden muß. Der CO_2-Laser versetzt dagegen den Ohrchirurgen in die Lage, auch in eine flottierende oder schwimmende

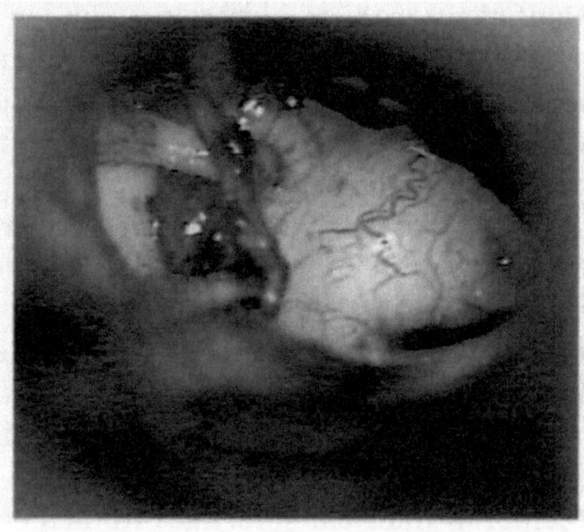

Abb. 4.31. Situs mit einer „floating footplate" nach Extraktion der Steigbügelsuprastruktur. (Operation durch einen Ohrtrichter)

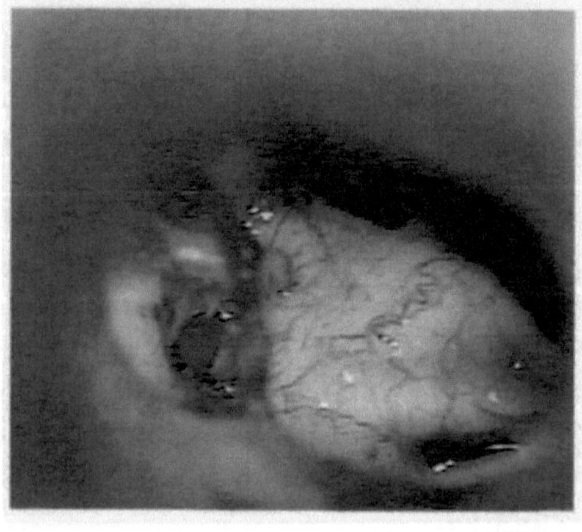

Abb. 4.32. Perforation der „floating footplate" mit dem CO_2-Laser

Fußplatte berührungslos eine Perforation gewünschten Durchmessers zu erzielen (Abb. 4.32). In die so geschaffene Perforation kann dann ein Platin-Teflon-Piston eingeführt werden. Die Häufigkeit des Auftretens einer „floating footplate" ist jedoch beim laserchirurgischen Vorgehen im Vergleich zur konventionellen Operation (Stapedotomie) sehr gering. In unserem Patientenkollektiv beträgt die Inzidenz 0,05%. Eine Stapedektomie mußte in keinem Fall durchgeführt werden.

4.3 Revisionsoperationen

4.3.1 Konventionelle Revisionsstapedektomien

Die erfolgreiche Wiederherstellung des Hörvermögens bei Revisionsstapedektomien beinhaltet die präzise Identifikation und Korrektur der jeweiligen Abnormität ohne Traumatisierung des Innenohres.

Konventionelle chirurgische Verfahren verursachen häufig unbefriedigende Hörergebnisse und Innenohrschädigungen. Zahlreiche Studien zeigen, daß der erfolgreiche Schluß des Air-Bone-Gap (10 dB) nur bei weniger als der Hälfte der Patienten nach Revisionsstapedektomien gelingt (Crabtree et al. 1980; Lippy 1980; Sheehy et al. 1981; Glasscock 1987 u.a.). Aus diesen Studien geht hervor, daß nach Revisionsoperationen 8–33% der Patienten über ein schlechtes Hörvermögen klagen. Die Inzidenz eines postoperativen signifikanten sensorineuralen Hörverlustes beträgt 3–20%. Bis zu 14% der Patienten haben hochgradige Schallempfindungsschwerhörigkeiten.

Bei der konventionellen Chirurgie wird insbesondere vor Schädigungen des Innenohres durch exzessive Manipulationen an der Prothese und/oder am die ovale Nische verschließenden Bindegewebe gewarnt.

Histopathologische Studien an Felsenbeinpräparaten von stapedektomierten Patienten zeigen, daß zwischen der Prothese und/oder der Neomembran des ovalen Fensters und den Utriculus und Sacculus häufig Adhäsionen bestehen (Hohmann 1962; Linthicum 1971). Durch chirurgische Manipulationen bei Revisionsoperationen kann es infolgedessen zu Rupturen dieser feinen Innenohrstrukturen mit daraus resultierenden Vertigo und Innenohrschädigungen kommen.

Beim Explorieren des Mittelohres eines Patienten nach einer mißlungenen Stapedektomie befindet sich der Ohrchirurg in einem Dilemma.

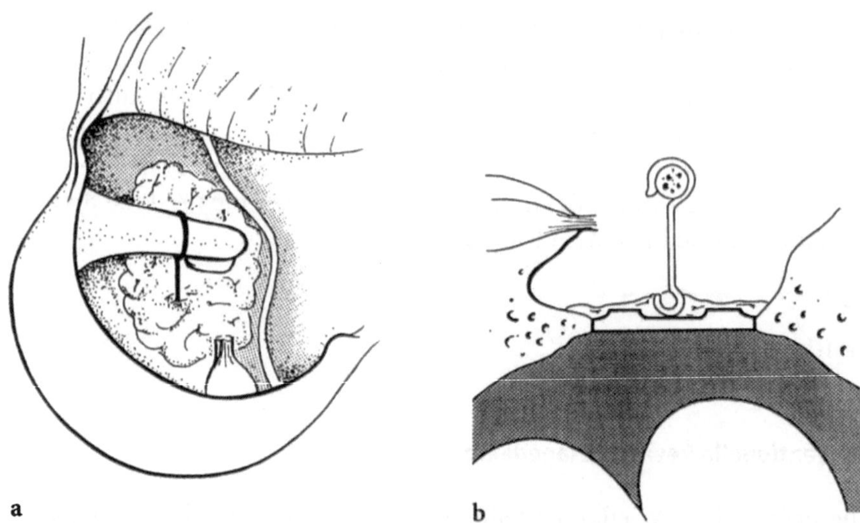

Abb. 4.33 a, b. **a** Mit Weichteilgewebe ausgefüllte ovale Nische. Die lateralen Begrenzungen sowie die Tiefe und die Lage der Prothese lassen sich nicht exakt bestimmen. **b** Fixierte Stapesfußplatte unterhalb einer bindegewebigen Neomembran

Um die Gründe für die bestehende Schalleitungsschwerhörigkeit zu erkennen, muß der Operateur die Beweglichkeit und Integrität der gesamten Gehörknöchelchenkette prüfen, den Status des ovalen Fensters und die Lage der Prothese zum Eingang ins Vestibulum exakt beurteilen. Dabei ist er häufig nicht in der Lage, die Tiefe und die lateralen Begrenzungen des ovalen Fensters zu bestimmen und die Strukturen hinter dem die ovale Nische bedeckenden Bindegewebe zu sehen (Abb. 4.33 a und b).

Bei einer Beschränkung der Palpation dieser Strukturen auf ein Minimum, um das Innenohrtrauma so gering wie möglich zu halten, geht der Chirurg unausweichlich das Risiko ein, die Ursache für die bestehende Schalleitungsschwerhörigkeit (häufig mehr als eine) nicht exakt zu erkennen und folglich keine adäquate Therapie der Hörstörung einzuleiten.

Die alte Prothese sollte mit extremer Sorgfalt entfernt werden; bei auftretendem Schwindel sollte sie in situ belassen werden, um bleibende Innenohrfunktionsstörungen zu vermeiden.

Gelingt die Extraktion der Prothese ohne nennenswerte Traumatisierung des Innenohres dennoch, wird die neue, häufig zu kurze Prothese in das vermutete Zentrum der ovalen Nische eingeführt.

Wenn das ovale Fenster frei von Residualerkrankung ist und der Chirurg mit seinen Manipulationen keinen Innenohrschaden verursacht hat, wird sich das Hörvermögen des Patienten in aller Regel initial verbessern. Die Ursache, die für die meisten Mißerfolge nach Stapedektomien verantwortlich gemacht wird, nämlich die Migration der Prothese, ist jedoch damit häufig nicht behoben. Die neue Prothese kann wieder aus der ovalen Nische herauswandern.

Unter Berücksichtigung dieser erheblichen Schwierigkeiten bei der Durchführung der Revisionsstapedektomien sind die berichteten Erfolgsraten von 30–50% eher unverständlich.

4.3.2 Chirurgische Technik der CO_2-Laserrevisionsstapedotomie

Nach Bildung und Elevation des tympanomeatalen Lappens erfolgt zunächst die Inspektion des Mittelohres. Die Integrität und Mobilität des Hammers und Ambosses werden durch Palpation mit der Rosen-Nadel geprüft (Abb. 4.34). Mit experimentell ermittelen effektiven und sicheren Laserenergieparametern (Tabelle 4.1) werden zunächst die häufig bestehenden Adhäsionen mit dem CO_2-Laser vaporisiert. Bei Verwendung eines Strahldurchmessers von 0,18 mm reichen dazu geringe Leistungen von 1–2 W bei einer Pulsdauer von 0,1 s. Mit diesen Parametern erfolgt dann die Freilegung der Prothese durch Vaporisation des sie umgebenden Weichteilgewebes (Abb. 4.35a und b).

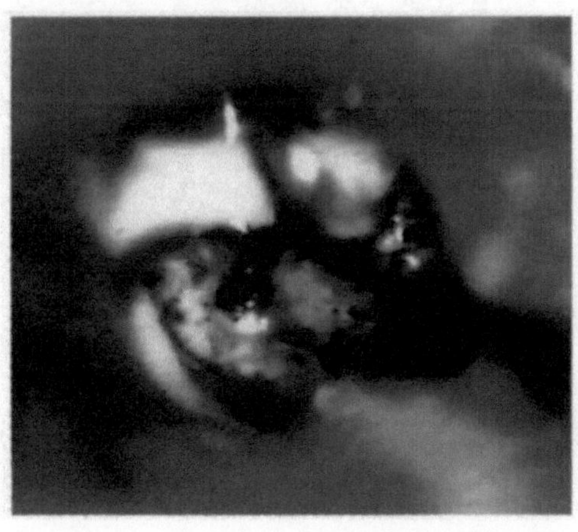

Abb. 4.34. Situs mit einer Draht-Bindegewebs-Prothese nach Schuknecht. Prüfen der Beweglichkeit der Kette mit der Rosen-Nadel

Tabelle 4.1. Effektive Laserenergieparameter für die Revisionsstapedotomie (Sharplan 1030, 1041, 1020c, 1030c und 1040c CO_2-Laser). Die angegebenen Leistungen entsprechen den tatsächlichen Leistungen am Austritt des Applikationssystems. Bei Anwendung rotierender Applikationssysteme an der Steigbügelfußplatte sind ggf. zusätzliche Einzelapplikationen *ohne* rotierenden Laserstrahl (Leistung: 6 W bzw. 1–2 W, Pulsdauer: 0,05 s) zur Perforationserweiterung erforderlich. [Arbeitsabstand 275 mm, Fokusgröße: 0,18 mm (Acuspot 710)]

Anatom. Struktur	Reale Leistung (W)	Leistungsdichte (W/cm^2)	Pulsdauer (s)	Betriebsart	Bestrahlungsdurchmesser (mm)	Pulsanzahl	Perforationsdurchmesser (mm)
Weichteilgewebe	1–2	4000–8000	0,1	cw	0,18		
Knöcherne Steigbügelfußplatte	6	24000	0,05	cw	0,18	6–12	0,5–0,7
oder	6[a]	24000	0,1	cw	ca. 0,45	1	0,4–0,5
oder	8[b]	30000	0,1	cw	ca 0,5, 0,6 bzw. 0,7	1	0,5–0,7
Bindegewebige Neomembran	1–2	4000–8000	0,5	cw	0,18	6–12	0,5–0,7
oder	1–3[a]	4000–12000	0,1	cw	ca. 0,45	1	0,4–0,5
oder	2–4[b]	8000–16000	0,1	cw	ca. 0,5, 0,6 bzw. 0,7	1	0,5–0,7

[a] Bei Applikation der Laserstrahlung mit rotierenden Spiegeln (SwiftLase, Typ 757).
[b] Bei Applikation der Laserstrahlung mit rotierenden Spiegeln (SilkTouch, modifizierter Typ 768).

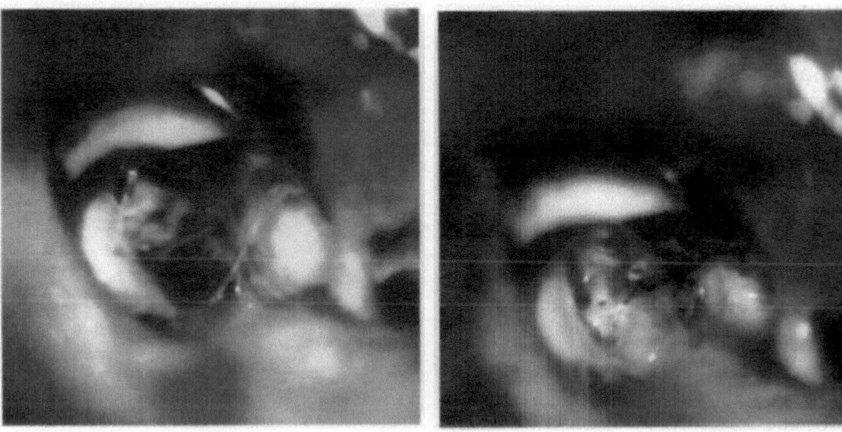

Abb. 4.35 a, b. a Adhäsionen zwischen der Prothese und der Mittelohrschleimhaut. **b** Berührungslose Freilegung der Draht-Bindegewebs-Prothese durch Vaporisation des sie umgebenden Weichteilgewebes mit dem CO_2-Laserstrahl

Wenn es sich um eine Draht-Bindegewebs-Prothese (z.B. aus Platin) bei Zustand nach Stapedektomie handelt, ist auch eine direkte Laserbestrahlung der Prothese unbedenklich. Bei einem Piston mit Teflonanteilen (z.B. Platin-Teflon-Piston) bei Zustand nach Stapededotomie muß eine direkte Bestrahlung der Prothese vermieden werden, da das Teflon hohen Temperaturen (300 °C) der Laserstrahlung nicht mehr standhält und seine Oberfläche ohne Desintegration und Entflammung pilzartig aufquillt (Abb. 4.36 a und b).

Durch die berührungslose Vaporisation der bindegewebigen Verbindungen erfolgt die Freilegung der Prothese ohne mechanisches Trauma des Innenohres.

Das die ovale Nische bedeckende Weichteilgewebe wird dann symmetrisch und großflächig vaporisiert, bis die lateralen Begrenzungen des ovalen Fensters exakt identifiziert werden können (Abb. 4.37). Wenn sich die Prothese noch innerhalb dieses Bindegewebes befindet, wird die Vaporisation fortgesetzt, bis sie völlig von diesem befreit ist. Erst nach Lösung aller bindegewebigen Verbindungen zum distalen Ende der Prothese (Abb. 4.38) wird diese nach Diskonnektion vom Amboß mit einem 2 mm langen 90°-Häkchen aus dem Situs extrahiert. Beim Auftreten von Schwindel (bei Eingriffen in Lokalanästhesie) muß der Chirurg die Manipulation sofort unterbrechen und das distale Ende der Prothese erneut auf evtl. bindegewebige Restverbindungen überprüfen.

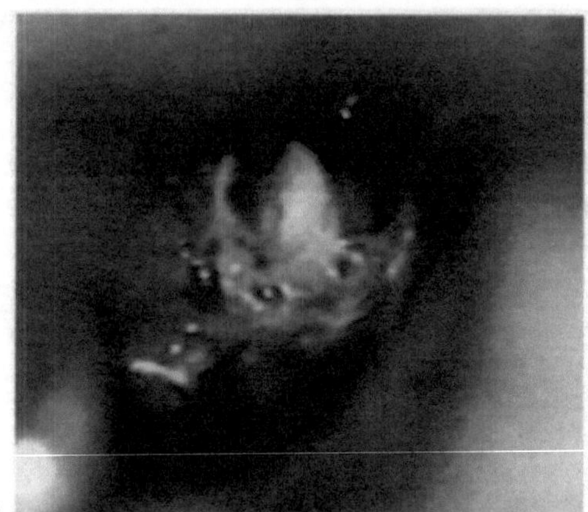

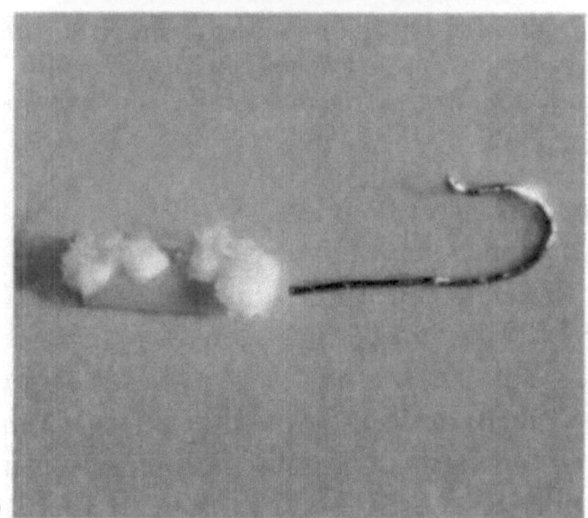

Abb. 4.36 a, b.
a Vaporisation des einen Platin-Teflon-Piston umgebenen Weichteilgewebes nach durchgeführter Stapedotomie bei der Erstoperation.
b Pilzartig aufgequollener Platin-Teflon-Piston nach direkter CO_2-Laserbestrahlung

Im Zentrum des ovalen Fensters wird dann eine Stapedotomieöffnung von 0,5 bzw. 0,7 mm Durchmesser durch gleichmäßige Vaporisation des Gewebes kreiert, bis die Perilymphe des Vestibulums identifiziert wird (Abb. 4.39). In Abhängigkeit vom vorgefundenen Befund (bindegewebige Neomembran und/oder knöcherne Fußplatte) sind Leistungen von 1–2 W (0,1 s) bis 6 W (0,05 bzw. 0,1 s) bei einem Strahldurchmesser von 0,18 mm und mehrfacher versetzter, leicht überlappender Applikationstechnik von 4–8 Einfachapplikationen oder 1–3 Applikationen mit rotierenden Spiegeln (SwiftLase-Scanner, Typ 757 bzw. modifizierter Silk-Touch-Scanner) erforderlich (Abb. 4.40).

Durch Ausmessen der Distanz zwischen dem Vestibulum und der Unterfläche des Incus und nach Addition von 0,2 mm wird die Pro-

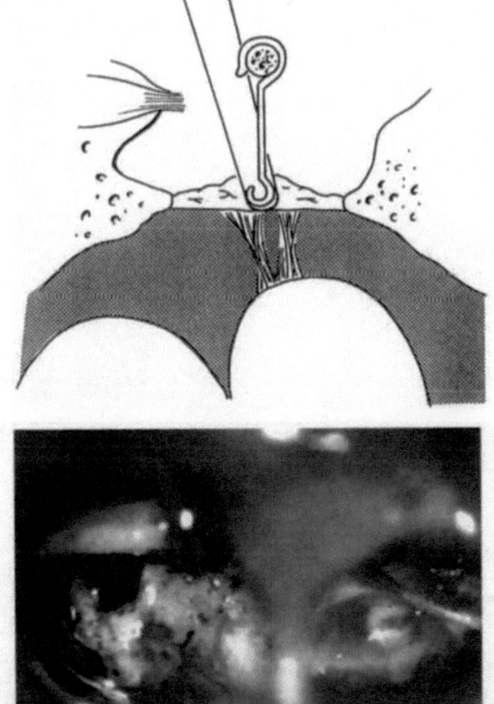

Abb. 4.37.
Großflächige symmetrische Vaporisation des die ovale Nische bedeckenden Weichteilgewebes und präzise Identifizierung der Ränder des ovalen Fensters

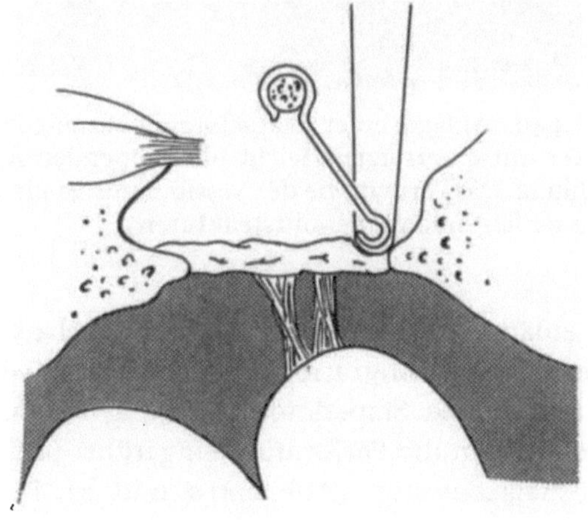

Abb. 4.38.
CO_2-Laservaporisation aller Weichteilverbindungen zum distalen Ende der Prothese erlaubt eine Extraktion der Prothese ohne mechanisches Trauma des Innenohres

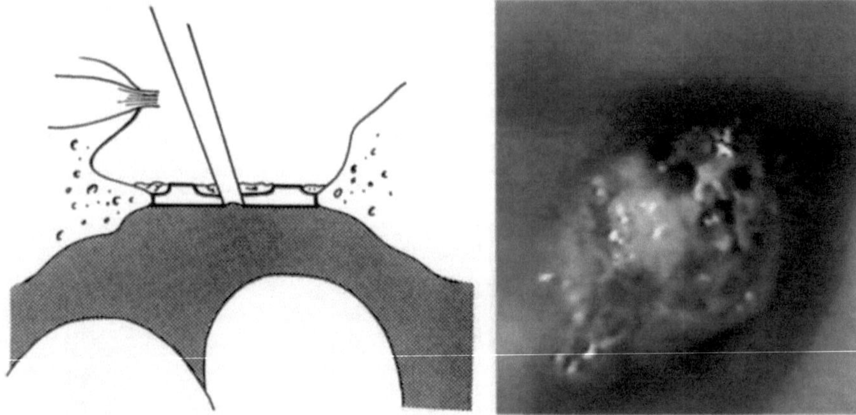

Abb. 4.39. CO_2-Laserstapedotomie der bindegewebigen Neomembran und/oder knöchern fixierten Fußplatte

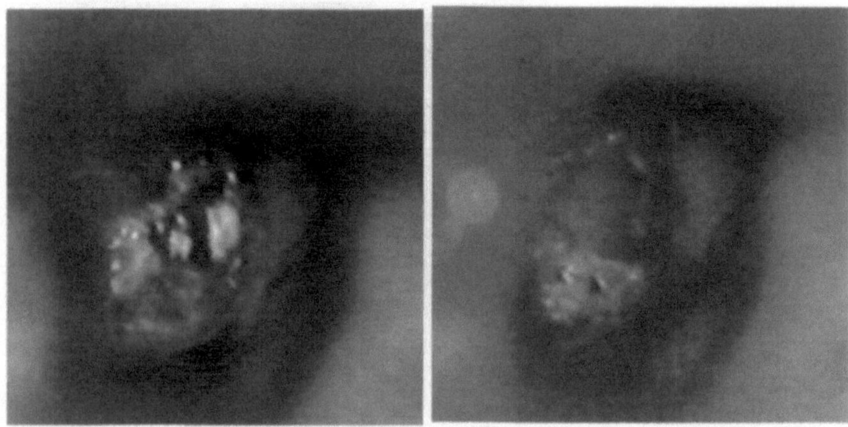

Abb. 4.40. Anlage einer Stapedotomieöffnung von 0,5–0,6 mm im Durchmesser mit 8 versetzten, leicht überlappenden Applikationen der CO_2-Laserstrahlung. Die Perilymphe des Vestibulums ist ein ausreichender Schutz für die dahinter liegenden Innenohrstrukturen

thesenlänge exakt bestimmt (in der Regel 4,5–4,75 mm). Um das Risiko einer erneuten Migration der Prothese zu verringern, sollte diese 0,1–0,2 mm in die Stapedotomieöffnung ragen. Der Platin-Teflon-Piston wird dann in die Perforation eingeführt und, bei intaktem Amboß, am Incushals befestigt (Abb. 4.41a und b). Bei vollständig arrodiertem

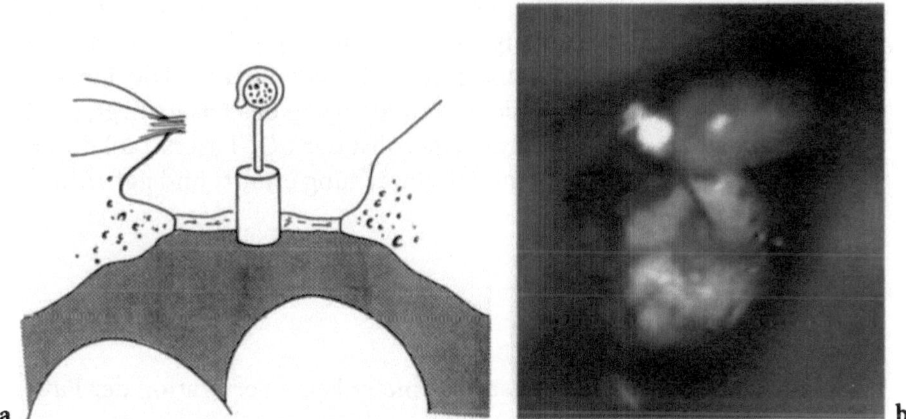

Abb. 4.41 a, b. **a** Prothese in situ. Der Platin-Teflon-Piston ragt 0,1–0,2 mm in die Stapedotomieöffnung. Dies stabilisiert die Prothese im Zentrum des ovalen Fensters und minimiert das Risiko einer erneuten Prothesenmigration. **b** Mit Bindegewebe abgedichtete ovale Nische

Incus wird zur Wiederherstellung der Schalleitung eine Malleovestibulopexie durchgeführt. Abschließend erfolgt das Abdichten der ovalen Nische mit Bindegewebe.

4.4 Regeln und Tips

- Prüfen Sie vor jedem Einsatz des Lasers bei stärkster Mikroskopvergrößerung die Übereinstimmung des HeNe-Pilotstrahls mit dem CO_2-Laserstrahl, z. B. durch Testschüsse auf einen Holzspatel.
- Prüfen Sie durch Drehen am Defokussierring des Mikromanipulators, ob der HeNe-Pilotstrahl im Fokus (Stellung 0) am kleinsten ist. Überprüfen Sie, ob in dieser Stellung auch der Brennfleck nach Laserapplikation am kleinsten ist und ob dieser kreisrund und scharf begrenzt ist.
- Prüfen Sie, ob die Brennweite der Mikroskoplinse mit dem Arbeitsabstand des Mikromanipulators übereinstimmt.
- Bei der Verwendung mikroprozessorgesteuerter Scanner (z. B. SwiftLase- oder SilkTouch-Scanner) sollten Sie ihre Funktion ebenfalls vor der In-situ-Applikation auf einem Holzspatel überprüfen und bei batteriebetriebenen Geräten ggf. vorher die Batterien auswechseln.

- Bei Gebrauch von Mikroskopbezügen nur diejenigen verwenden, die für das jeweilige Mikromanipulatorsystem vorgesehen sind und am Ring des Applikationssystems fest und sicher sitzen. Die Linsenabdeckung aus Kunststoff, die im Strahlengang des Lasers liegt, muß vor dem Lasern entfernt werden, da sonst der CO_2-Laserstrahl durch Absorption im Kunststoff eine Abschwächung erfährt und ggf. diesen in Brand setzen kann.

4.5 Mögliche Fehlerquellen

Trotz eingestellter effektiver Laserparameter keine Perforation der Fußplatte:

- Arbeiten Sie mit der größten Vergrößerung?
- Ist der Laserstrahl fokussiert (Fokuseinstellung am Mikromanipulator und Mikroskop)?
- Stimmt der HeNe-Pilotstrahl mit dem CO_2-Laserstrahl überein?
- Entsprechen die gewählten Leistungen den realen Leistungen (effektive Leistungsdichte)?
- Ist ein Fehler im Spiegelgelenkarm aufgetreten (z. B. Dejustierung der Spiegel)?
- Befindet sich ein Feuchtigkeitsfilm auf der Fußplatte?
- Liegt eine dicke Fußplatte vor (z. B. obliterative Otosklerose)?

KAPITEL 5

Resultate der CO_2-Laser-Stapedotomie 5

5.1
Patienten-Evaluation

5.1.1
Krankengut

Von Dezember 1990 bis Dezember 1996 wurden 174 Patienten mit Otosklerose einer CO_2-Laser-Stapedotomie unterzogen. Bei 22 Patienten erfolgte eine Revisionsoperation mit dem CO_2-Laser; davon waren 78 linksseitig und 96 rechtsseitig.

Das Durchschnittsalter der Patienten lag bei 43,3 (4–71) Jahren. Die Geschlechterverteilung ergab eine Relation Frauen zu Männern von 1,5:1 (104 Frauen und 70 Männer). Das Durchschnittsalter der Frauen lag bei 44,3 (4–70) Jahren, das der Männer bei 41,8 (14–71) Jahren. Die Frauen waren somit im Durchschnitt 2,5 Jahre älter (Abb. 5.1).

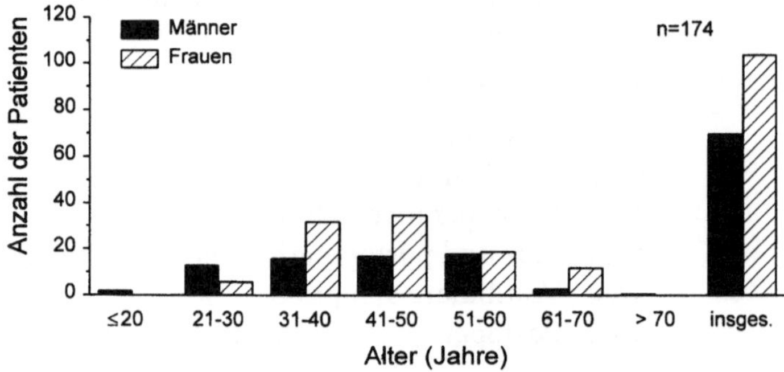

Abb. 5.1. Alters- und Geschlechtsverteilung von 174 Patienten mit Otosklerose, die einer CO_2-Laserstapedotomie unterzogen wurden

5.1.2
Audiometrische Meßverfahren

Zur Bewertung der Innenohrfunktion wurden Tonschwellenaudiogramme (Knochenleitung) vor CO_2-Laser-Stapedotomie, am ersten postoperativen Tag, 3–6 Wochen und 3 Monate nach Therapie durchgeführt und die durchschnittliche Knochenleitungsschwelle in dB Hv für die Frequenzen 0,5, 1, 2, 3 und 4 kHz bestimmt. Die prä- und postoperative Mittelohrfunktion wurde anhand der durchschnittlichen Schalleitungsschwelle in dB Hv für die Frequenzen 0,5, 1, 2, 3 und 4 kHz bestimmt.

Für die Beurteilung des Hörgewinnes (Air-Bone-Gap) wurde die Methode nach Levenson et al. (1987) angewendet. Die mittlere präoperative und postoperative Knochenleitung für die Sprachfrequenzen 0,5, 1 und 2 kHz wurde bestimmt und die bessere Knochenleitung dann von der postoperativen Schalleitung subtrahiert, um das postoperative Air-Bone-Gap zu erhalten. Damit wurden „overclosures" vermieden, die entstehen können, wenn die postoperative Schalleitung besser als die präoperative Knochenleitung ist. Das Air-Bone-Gap wurde 3 Monate, 6 Monate und 1 Jahr (1–6 Jahre) postoperativ ermittelt.

Die Einjahresresultate sind praktisch als definitiv zu betrachten, da sie sich im Verlauf der späteren Kontrollen kaum mehr verändern (Fisch 1979). Es wurde darüber hinaus eine getrennte Betrachtung der Erst- und Revisionsoperationen durchgeführt.

5.1.3 Statistische Methoden

Bei der statistischen Auswertung der Hörverluste wurden der Mittelwert mit der Standardabweichung errechnet. In den Graphiken wurden der Mittelwert und die Standardabweichung angegeben. Für die statistische Auswertung bzw. den statistischen Vergleich der audiologischen Daten prä- und postoperativ innerhalb der Patientengruppe wurde der Wilcoxon-Test für Paardifferenzen durchgeführt. Ein signifikanter Unterschied wurde für $p < 0{,}05$ angenommen.

5.2 Ergebnisse der Erstoperationen

5.2.1 Prä- und postoperative Knochenleitung

118 der 152 Patienten konnten über einen postoperativen Zeitraum von ≥1 Jahr (1–6 Jahre) audiologisch untersucht werden. Abbildung 5.2 gibt die vor der CO_2-Laser-Stapedotomie bestehende durchschnittliche Schallempfindungsschwerhörigkeit (*SES*) bei 0,5, 1, 2, 3 und 4 kHz für 118 Patienten mit Otosklerose wieder. Das Maximum der SES von 27 dB Hv liegt bei 2 kHz (Carhart-Senke).

Die mittlere präoperative Knochenleitungsschwelle für die Sprachfrequenzen 0,5, 1 und 2 kHz lag bei 59% der Patienten (70 Patienten)

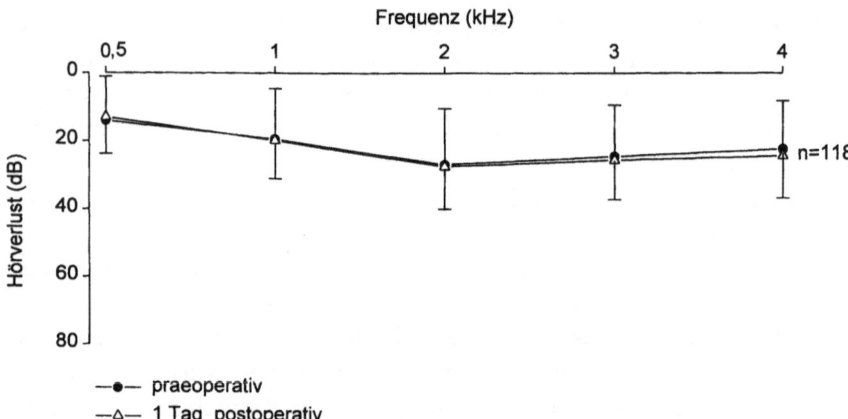

Abb. 5.2. Durchschnittliche Knochenleitungsschwelle prä- und ein Tag postoperativ (118 Patienten)

zwischen 0 und 20 dB und bei 36% (42 Patienten) zwischen 21 und 40 dB Hv. Lediglich 5% der Fälle (6 Patienten) hatten eine Knochenleitung zwischen 41 und 60 dB Hv (Abb. 5.3).

Die Auswertung der Tonschwellenaudiogramme zeigte am ersten postoperativen Tag sowie 6 Wochen postoperativ keine signifikante Verschlechterung der durchschnittlichen Knochenleitungsschwelle für die Frequenzen 0,5, 1, 2, 3 und 4 kHz ($p > 0{,}05$) (vgl. Abb. 5.2 und Abb. 5.4).

Nach der CO_2-Laser-Stapedotomie hat kein Patient eine Verschlechterung seines präoperativen Sprachaudiogramms gezeigt.

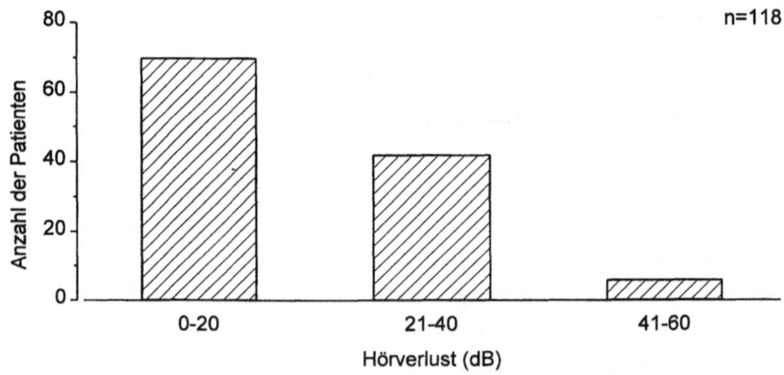

Abb. 5.3. Präoperative mittlere Knochenleitungsschwelle für die Hauptsprachfrequenzen 0,5, 1 und 2 kHz von 118 Patienten mit Otosklerose

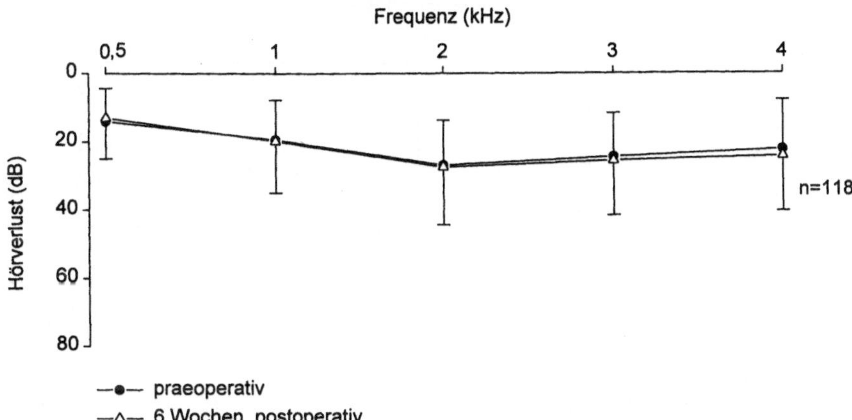

Abb. 5.4. Durchschnittliche Knochenleitungsschwelle prä- und 6 Wochen postoperativ (118 Patienten)

Frühe und/oder späte Ertaubungen wurden im eigenen Krankengut nicht beobachtet.

5.2.2
Vestibuläre Symptome

Keiner der 17 in Lokalanästhesie operierten Patienten klagte intraoperativ über Schwindel während und/oder unmittelbar nach der Vaporisation der Steigbügelfußplatte mit dem CO_2-Laser.

Innerhalb der ersten postoperativen Woche gaben nur wenige Patienten leichten Schwindel mit Unwohlsein beim Aufrichten und bei schnellen Kopfbewegungen an. Bei zwei Patienten mußte aufgrund persistierender vestibulärer Symptomatik wegen zu langer Prothesen während der ersten zwei postoperativen Wochen der Eingriff revidiert werden. Nach Einsetzen einer kürzeren Prothese verschwanden bei allen die Beschwerden. Vier Wochen postoperativ gab kein Patient mehr Symptome an, die als Hinweis auf eine Irritation des Gleichgewichtsorgans hätten gedeutet werden können.

5.2.3
Postoperatives Air-Bone-Gap

Die Abb. 5.5 und 5.6 zeigen die durchschnittliche Luftleitungsschwelle 6 Monate und ein Jahr postoperativ im Vergleich zum präoperativen Befund.

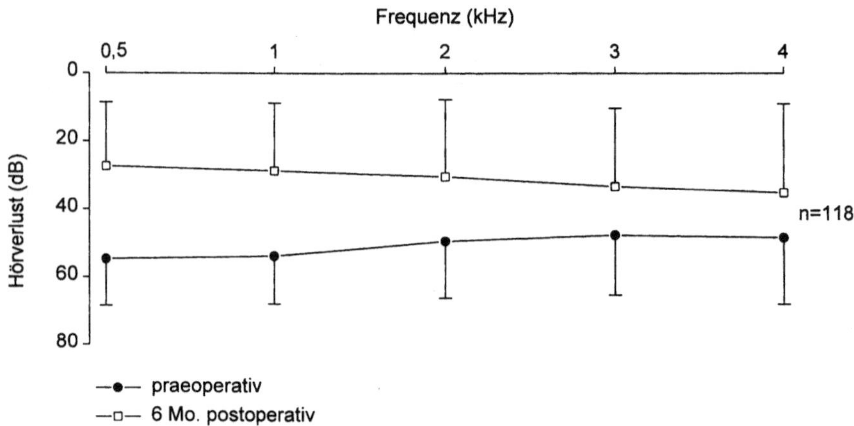

Abb. 5.5. Durchschnittliche Luftleitungsschwelle prä- und 6 Monate postoperativ (118 Patienten)

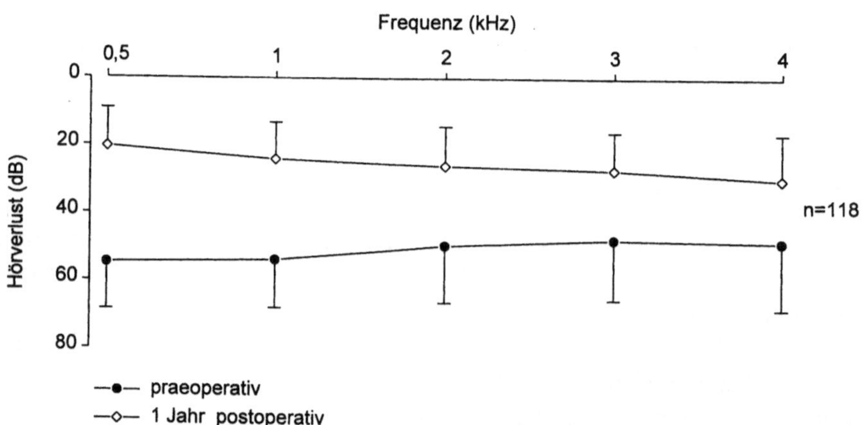

Abb. 5.6. Durchschnittliche Luftleitungsschwelle prä- und ein Jahr postoperativ (118 Patienten)

Die postoperative durchschnittliche Luftleitungsschwelle erfährt bis zum 12. Monat eine kontinuierliche Verbesserung. Die weiteren Kontrollen postoperativ zeigen schließlich unveränderte Befunde.

Abbildung 5.7 zeigt das durchschnittliche Air-Bone-Gap bei 0,5, 1 und 2 kHz 3 Monate, 6 Monate und 1 Jahr nach dem Eingriff im Vergleich zum präoperativen Befund.

Das Air-Bone-Gap verbessert sich kontinuierlich innerhalb des ersten Jahres. Nach einem Jahr zeigen 80% der operierten Patienten ein Air-

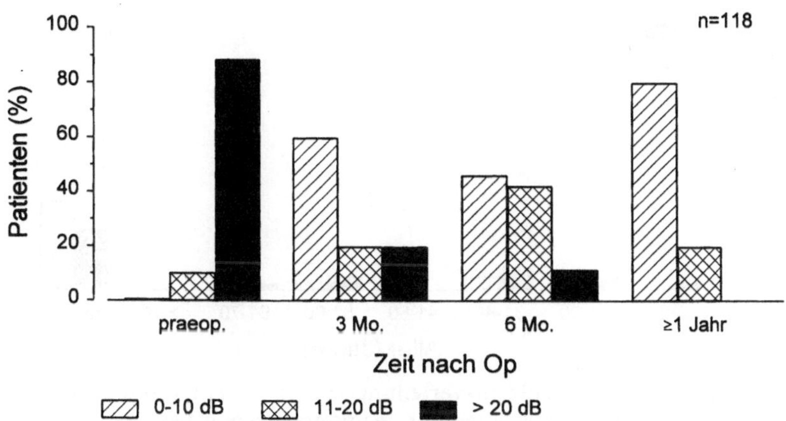

Abb. 5.7. Verteilung der Patienten mit einem postoperativen Air-Bone-Gap von 0–10, 11–20 und > 20 dB (118 Patienten)

Bone-Gap von 0–10 dB und 20% von 11–20 dB. Kein Patient weist ein Air-Bone-Gap von > 20 dB auf.

5.3 Ergebnisse der Revisionsoperationen

5.3.1 Krankengut

22 Patienten mit Otosklerose wurden einer CO_2-Laserrevisionsstapedotomie unterzogen. In 6 Fällen lag ein Z.n. Stapedektomie und Implantation einer Drahtbindegewebsprothese nach Schuknecht, in 15 Fällen ein Z.n. Stapedotomie und Implantation eines Platin-Teflon-Pistons und in einem Fall ein Z.n. Stapesmobilisation vor. Von den Operationen waren 14 linksseitig und 8 rechtsseitig. 19 Operationen wurden in ITN und 3 in LA durchgeführt.

Das Durchschnittsalter der Patienten lag bei 43,8 (17–69) Jahren, die Geschlechterverteilung ergab eine Relation Frauen zu Männern von 1,4:1 (13 Frauen und 9 Männer). Das Durchschnittsalter der Frauen lag bei 47,5 (33–57) Jahren, das der Männer bei 38,5 (14–71) Jahren. Die Frauen waren somit im Durchschnitt 9 Jahre älter (Abb. 5.8).

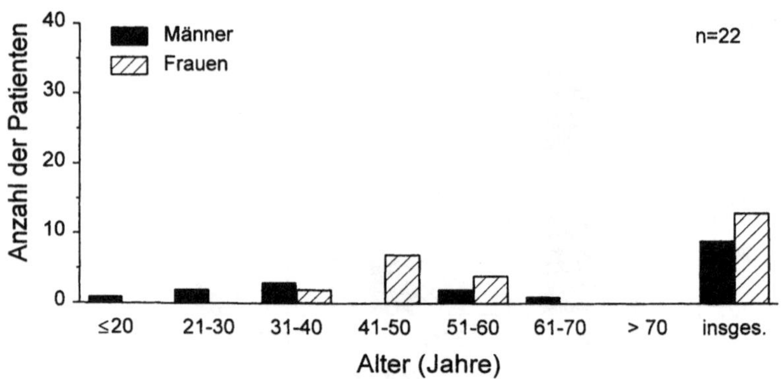

Abb. 5.8. Alters- und Geschlechtsverteilung von 22 Patienten mit Otosklerose, die einer CO_2-Laserrevisionsstapedotomie unterzogen wurden

5.3.2
Intraoperative Befunde

Vier der 22 Patienten, die einer Revisionsoperation unterzogen wurden, stammten aus dem eigenen Krankengut. Dabei handelte es sich einmal um ein ungeklärtes Ausbleiben des erwarteten Hörgewinnes nach Stapedotomie, zweimal um eine vestibuläre Störung mit persistierendem Schwindel wegen einer zu langen Prothese und in einem Fall um eine Dislokation einer extern eingesetzten Schuknecht-Prothese, die 7 Monate zuvor wegen Lockerung am langen Amboßschenkel bei guter Lage im Vestibulum lediglich refixiert worden war.

Die weiteren Gründe, die zu einer operativen Revision führten, waren in 18 Fällen eine veränderte Lage und/oder Mobilität der Prothese: In 2 Fällen war die Prothese zu locker (Z.n. Stapedotomie und Z.n. Stapedektomie), in 6 Fällen (Z.n. Stapedektomie) und in 7 Fällen (Z.n. Stapedotomie) disloziert und am Promontorium oder Fazialiskanal fixiert, davon 2 mit beginnender Incus-Arrosion. Bei 2 anderen Revisionsoperationen sind als Gründe für den sekundären Hörverlust in einem Fall (Z.n. Stapedotomie) eine Reobliteration des ovalen Fensters bei zu kurzer Prothese und in einem anderen eine Refixation der Fußplatte nach erfolgter Mobilisation vor 10 Jahren anzuführen. Ein anderes Mal war der Grund für die Revisionsoperation ein akzidentelles Auftreten einer „floating footplate", das den Chirurgen an der Durchführung einer Stapedotomie mit konventionellen Instrumenten hinderte.

5.3.3
Prä- und postoperative Knochenleitung

22 Patienten konnten über einen postoperativen Zeitraum von ≥ 1 Jahr (1–5,5 Jahre) audiologisch untersucht werden. Abbildung 5.9 gibt die vor der CO_2-Laserrevisionsstapedotomie bestehende durchschnittliche SES bei 0,5, 1, 2, 3 und 4 kHz für 22 Patienten mit Otosklerose und Z.n. Stapesoperation wieder. Das Maximum der SES von 34 dB Hv lag bei 4 kHz.

Die mittlere präoperative Knochenleitungsschwelle für die Sprachfrequenzen 0,5, 1 und 2 kHz lag bei 45% der Patienten (10 Patienten) zwischen 0 und 20 dB Hv. 36% der Patienten (8 Patienten) lagen zwischen 21 und 40 dB Hv, 18% der Fälle (4 Patienten) hatten eine Knochenleitung zwischen 41 und 60 dB Hv (Abb. 5.10). Lediglich eine Patientin hatte ein normales Innenohr bei Z.n. Stapedotomie und Implantation einer Platin-Teflon-Prothese mit Prothesenlockerung am langen Amboßschenkel nach Autounfall. Die Auswertung der postoperativen Tonschwellenaudiogramme zeigte am ersten postoperativen Tag sowie 6 Wochen postoperativ keine signifikante Verschlechterung der durchschnittlichen Knochenleitungsschwelle für die Frequenzen 0,5, 1, 2, 3 und 4 kHz ($p > 0,05$) (vgl. Abb. 5.9 und Abb. 5.11).

Nach der CO_2-Laserrevisionsstapedotomie hat kein Patient eine Verschlechterung seines präoperativen Sprachaudiogramms gezeigt.

Frühe und/oder späte Ertaubungen wurden nicht beobachtet.

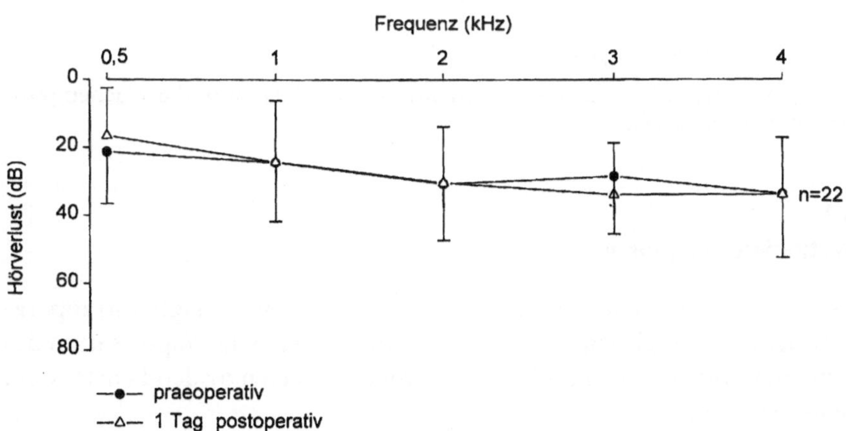

Abb. 5.9. Durchschnittliche Knochenleitungsschwelle prä- und ein Tag postoperativ (22 Patienten)

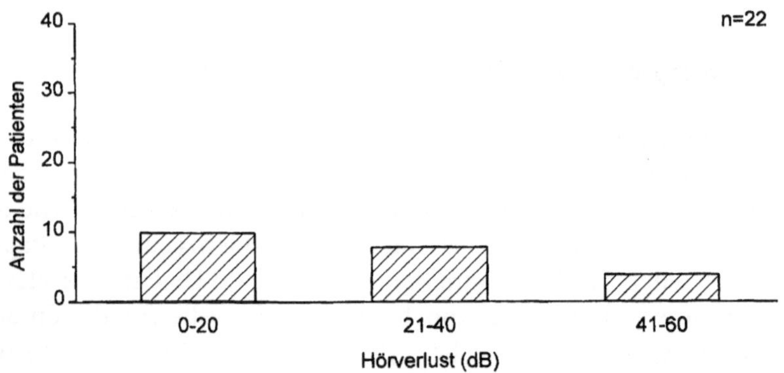

Abb. 5.10. Präoperative mittlere Knochenleitungsschwelle für die Hauptsprachfrequenzen 0,5, 1 und 2 kHz von 22 Patienten mit Otosklerose und Z. n. Stapesoperation

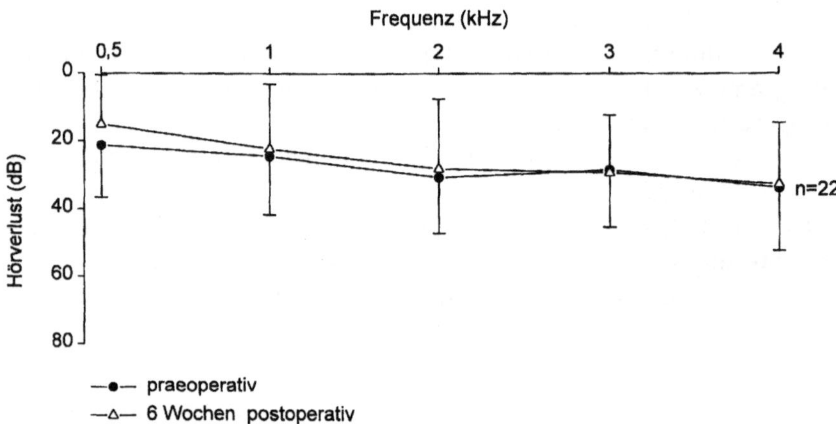

Abb. 5.11. Durchschnittliche Knochenleitungsschwelle prä- und 6 Wochen postoperativ (22 Patienten)

5.3.4 Vestibuläre Symptome

Keiner der 3 in Lokalanästhesie operierten Patienten klagte intraoperativ über Schwindel während oder unmittelbar nach der Vaporisation des bindegewebigen und/oder knöchern reobliterierten ovalen Fensters mit dem CO_2-Laser.

Innerhalb der ersten postoperativen Woche gaben lediglich 2 Patienten leichten Schwindel mit Unwohlsein beim Aufrichten und bei schnellen Kopfbewegungen an. Vier Wochen postoperativ gab kein Patient mehr Symptome an, die als Hinweis auf eine Irritation des Gleichgewichtsorgans hätten gedeutet werden können.

5.3.5 Postoperatives Air-Bone-Gap

Die Abb. 5.12 und 5.13 zeigen die durchschnittliche Luftleitungsschwelle 6 Monate und ein Jahr postoperativ im Vergleich zum präoperativen Befund.

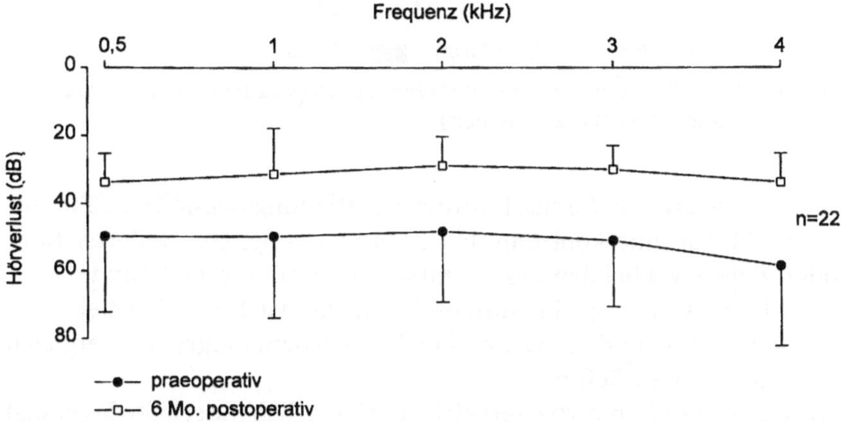

Abb. 5.12. Durchschnittliche Luftleitungsschwelle prä- und 6 Monate postoperativ (22 Patienten)

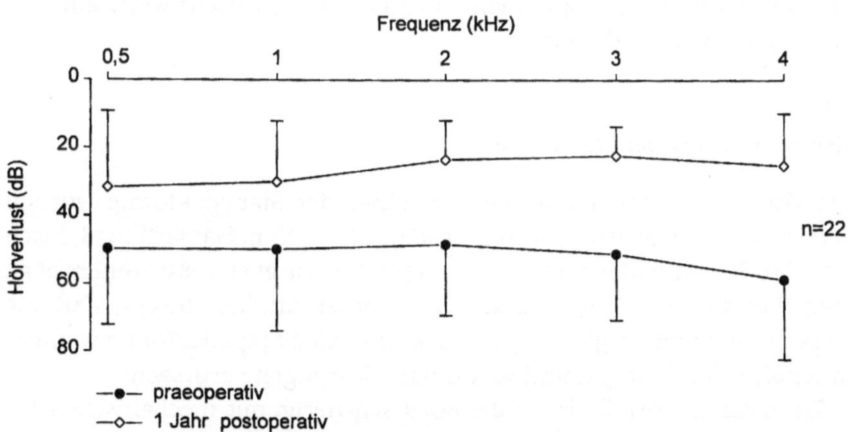

Abb. 5.13. Durchschnittliche Luftleitungsschwelle prä- und ein Jahr postoperativ (22 Patienten)

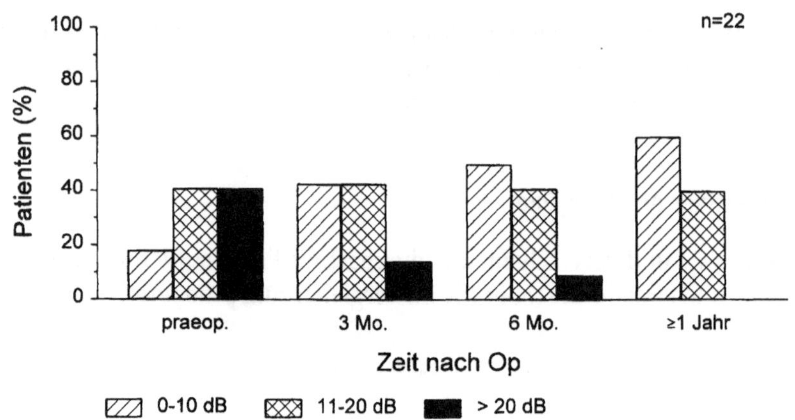

Abb. 5.14. Verteilung der Patienten mit einem postoperativen Air-Bone-Gap von 0–10, 11–20 und > 20 dB (22 Patienten)

Die postoperative durchschnittliche Luftleitungsschwelle erfährt bis zum 12. Monat eine kontinuierliche Verbesserung. Die weiteren Kontrollen zeigen wie bei den Erstoperationen unveränderte Befunde.

Abbildung 5.14 zeigt das durchschnittliche Air-Bone-Gap bei 0,5, 1 und 2 kHz 3 Monate, 6 Monate und 1 Jahr nach dem Eingriff im Vergleich zum präoperativen Befund.

Das Air-Bone-Gap verbessert sich kontinuierlich innerhalb des ersten Jahres.

Nach einem Jahr zeigen 60% der operierten Patienten ein Air-Bone-Gap von 0–10 dB und 40% von 11–20 dB. Kein Patient weist ein Air-Bone-Gap von > 20 dB auf.

5.4 Diskussion klinischer Ergebnisse

Die Vorteile der Stapedotomie gegenüber der Stapedektomie wurden bereits von zahlreichen Autoren bestätigt (Smyth u. Hassard 1978; Fisch 1979; McGee 1981; Marquet 1983 und 1985; Causse et al. 1985; Somers et al. 1994; Persson et al. 1997 u.a.). Jede dieser Studien belegt, daß die Stapedotomie im Vergleich zur konventionellen Stapedektomie weniger Innenohrschädigungen und vestibuläre Störungen verursacht.

Trotz dieser Vorteile ist es dennoch schwierig, mit mechanischen Instrumenten (Bohrer, Perforator) eine präzise runde Stapedotomieöffnung zu schaffen. Ein partiell fixierter Steigbügel wird häufig bei den Manipulationen akzidentell mobilisiert (floating footplate), eine dünne Fußplatte nicht selten frakturiert. Das Perforieren einer dicken, die ovale Nische obliterierenden Fußplatte (obliterative Otoskleose) mit dem Bohrer kann durch Vibrationen ein signifikantes Trauma des Innenohres verursachen.

Die Laserstapedotomie, wenn sie mit der geeigneten Wellenlänge und den effektiven und sicheren Parametern durchgeführt wird, versetzt dagegen den Ohrchirurgen in die Lage, in die Steigbügelfußplatte, unabhängig von ihrer Dicke oder dem Fixationsgrad, präzise eine kreisrunde Perforation berührungslos, ohne ein mechanisches Trauma des Innenohres, zu vaporisieren.

Vor dem klinischen Einsatz des Lasers mußten umfangreiche Laborstudien durchgeführt werden, um die ideale Wellenlänge der Laserstrahlung für die Stapedotomie zu bestimmen und die effektiven und sicheren Laserparameter für jeden Lasertyp festzulegen.

Unsere bisherigen guten Ergebnisse stehen im Einklang mit den Daten von Lesinski u. Newrock (1993), die eindeutig belegen, daß die Häufigkeit und der Schweregrad der postoperativen Komplikationen nach CO_2-Laserstapedotomie geringer sind als nach konventionellen Eingriffen. Die CO_2-Laserstapedotomie hat neben der signifikanten Reduzierung des mechanischen Traumas auf das Innenohr zu einer Vereinfachung der technisch schwierigen Operation beigetragen. Diese Ausführungen allein rechtfertigen unsere theoretischen und experimentellen Anstrengungen, um den sichersten Laser für die Stapeschirurgie zu determinieren.

Bei der Revisionsstapedotomie verschafft der CO_2-Laser dem Ohrchirurgen 3 wichtige Vorteile gegenüber der konventionellen Technik:

- verbesserte diagnostische und therapeutische Präzision,
- die Möglichkeit der besseren Stabilisierung der neuen Prothese im Zentrum der ovalen Nische und
- Reduktion des Innenohrtraumas.

Unsere bisherigen Ergebnisse deuten auf eine Verbesserung der postoperativen Hörergebnisse und eine Elimination eines signifikanten Hörverlustes nach Revisionsstapedotomie hin. Der CO_2-Laser versetzt den Ohrchirurgen in die Lage, mit höherer Präzision und Sicherheit eine wiederauftretende Schalleitungsschwerhörigkeit nach erfolgter Stapedotomie zu beheben.

Für unser operatives Vorgehen bedeutet das:

- um das Risiko einer Migration der Prothese, die mit Abstand die häufigste Ursache für das Wiederauftreten einer Schalleitungsschwerhörigkeit nach Stapedotomie oder Stapedektomie ist, zu minimieren, erfolgt bereits bei Ersteingriffen eine CO_2-Laserstapedotomie,

- um Arrosionen des Incus zu vermeiden, die häufig Folge der Prothesenmigration und -fixation mit dem die ovale Nische umgebenden Knochen sind, sollte eine Revision bald nach der Feststellung einer signifikanten Schalleitungsschwerhörigkeit durchgeführt werden, und
- es sollte immer eine Stapedotomie der Neomembran des ovalen Fensters durchgeführt werden.

Dafür sprechen 3 Gründe:

- unterhalb der verdeckenden Neomembran befindet sich häufig eine refixierte Steigbügelfußplatte,
- die Tiefe der ovalen Nische kann präzise ermittelt und die Länge der Prothese exakt bestimmt werden, und
- die Stapedotomieöffnung stabilisiert die neue Prothese im Zentrum des ovalen Fensters und minimiert das Risiko einer erneuten Migration.

Unsere klinischen Erfahrungen stützen sich bisher auf 174 Stapedotomien mit dem CO_2-Laser (152 Erst- und 22 Revisionsoperationen). Bei keinem der Patienten traten intra- oder postoperative Komplikationen auf. Die mittleren SES vor und nach CO_2-Laserstapedotomie verdeutlichen, daß keine nennenswerte Verschlechterung der Innenohrfunktion auftrat. Kein Patient erlitt eine Ertaubung. Lediglich in 2 Fällen bestand eine vestibuläre Störung aufgrund einer zu langen Prothese. Der postoperative Hörgewinn unterscheidet sich nicht von den Ergebnissen konventioneller Chirurgie. Diese unkomplizierten Verläufe entsprechen den Ergebnissen, die Lesinski (1989) und Lesinski u. Newrock (1993) bei über 200 durchgeführten CO_2-Laserstapedotomien und Stapedektomierevisionen erzielen konnten. Auch Haberkamp et al. (1996) haben in einer klinischen Studie statistisch signifikant bessere Hörergebnisse nach CO_2-Laserstapedotomierevisionen als nach konventioneller Stapeschirurgie gefunden. Damit scheint sich der CO_2-Laser für den Einsatz in der Stapeschirurgie gut zu eignen. Bei der vorgestellten Eingrenzung der Energieparameter und Beachtung der technischen Details stellt er keine Gefahr für das Innenohr dar.

Der Einsatz des Lasers in der Stapesplastik trägt zur Optimierung dieses hochpräzisen Eingriffs bei und läßt eine Senkung der Inzidenz der Innenohrschäden erwarten.

Literatur

Bartels LJ (1990) KTP laser stapedotomy: is it safe? Otolaryngol Head Neck Surg 103:685–692

Causse JR, Causse JB, Bel J (1985) Amélioration de l'audition en fonction du type de platinectomie ou de platinotomie effectué dans la chirurgie de l'otospongiose. Ann Otolaryngol Chir Cervicofac 102:401–405

Coker NJ, Duncan NO, Wright GL, Jenkins HA, Alford BR (1988) Stapedectomy trends for the resident. Ann Otol Rhinol Laryngol 97:109–113

Crabtree JA, Britton B, Powers WH (1980) An evaluation of revision stapes surgery. Laryngoscope 90:224–227

DiBartolomeo J (1981) Argon and CO_2 lasers in otolaryngology: Which one, when, and why? Laryngoscope 91 [Suppl 26]:1–16

DiBartolomeo JR, Ellis M (1980) The argon laser in otology. Laryngoscope 90: 1786–1796

Fisch U (1979) Stapedektomie oder Stapedotomie? HNO 27:361–367

Fischer R, Schönfeld U, Jovanovic S, Scholz C (1990) Experimenteller Vergleich zwischen kurzgepulsten und kontinuierlich strahlenden Lasern in der Stapeschirurgie – akustische und thermische Ergebnisse. Arch Otorhinolaryngol [Suppl] II:224–227

Fischer R, Schönfeld U, Jovanovic S, Jaeckel P (1992) Thermische Belastung des Innenohres durch verschiedene Lasertypen bei der Laser-Stapedotomie. Arch Otorhinolaryngol [Suppl] II:251–253

Fleischer K (1957/58) Die Formen otosklerotischer Fensterherde und ihre Auswirkungen auf das Operationsergebnis. Arch Ohr-Nase-Kehlk-Heilk 171: 176–184

Gantz BJ, Jenkins HA, Kishimoto S, Fisch U (1982) Argon laser stapedotomy. Ann Otol Rhinol Laryngol 92:25–26

Gherini SG, Horn KL, Bowman CA, Griffin GM (1990) Small fenestra stapedotomy using a fiberoptic hand-held argon laser in obliterative otosclerosis. Laryngoscope 100:1276–1282

Glasscock ME (1987) Revision stapedectomy surgery. Otolaryngol Head Neck Surg 96:141–148

Haberkamp TJ, Harvey SA, Khafagy Y (1996) Revision Stapedectomy with and without the CO_2 Laser: An Analysis of Results. Am J Otol 17:225–229

Hodgson RS, Wilson DF (1991) Argon laser stapedotomy. Laryngoscope 101: 230–233

Hohmann A (1962) Inner ear reactions to stapes surgery (animal experiments). In: Schuknecht HS (Ed) Otosclerosis. Boston: Little, Brown

Hommerich CP, Hessel S (1991) Untersuchungen mit dem Holmium:YAG-Laser an Amboß und Steigbügel. Eur Arch Otorhinolaryngol Suppl II:280

Hommerich CP, Schmidt-Elmendorff A (1993) Experimentelle CO_2-, Holmium: YAG- und Erbium: YAG-Laseranwendung an der Steigbügelfußplatte. Eur Arch Otorhinolaryngol Suppl II:39-40

Horn KL, Gherini S, Griffin GM (1990) Argon laser stapedectomy using an Endo-Otoprobe system. Otolaryngol Head Neck Surg 102:193-198

Horn KL, Gherini S, Franz DC (1994) Argon laser revision stapedectomy. Am J Otol 15:383-388

Jovanovic S (1996) Der Einsatz neuer Lasersysteme in der Stapeschirurgie. In: Müller GJ, Berlien HP (Hrsg) Fortschritte der Lasermedizin 14. Ecomed, Landsberg

Jovanovic S, Schönfeld U (1994) Application of the CO_2 laser in stapedotomy. Adv Otorhinolaryngol 49:95-100

Jovanovic S, Scholz C, Berghaus A, Schönfeld U (1990) Experimenteller Vergleich zwischen kurzgepulsten und kontinuierlich strahlenden Lasern in der Stapeschirurgie - histologisch-morphologische Ergebnisse. Arch Otorhinolaryngol [Suppl] II:72-73

Jovanovic S, Berghaus A, Schönfeld U, Scherer H (1991a) Bedeutung experimentell gewonnener Daten für den Klinischen Einsatz verschiedener Laser in der Stapeschirurgie. Eur Arch Otorhinolaryngol Suppl II:278-280

Jovanovic S, Schönfeld U, Berghaus A et al. (1991b) Eignung verschiedener Laser in der Stapeschirurgie. In: Wissenschaftwoche 1991, Forschungsprojekte am Klinikum Steglitz, S 123-125

Jovanovic S, Berghaus A, Scherer H, Schönfeld U (1992a) Klinische Erfahrungen mit dem CO_2-Laser in der Stapeschirurgie. Eur Arch Otorhinolaryngol Suppl II:249-250

Jovanovic S, Prapavat V, Schönfeld U, Berghaus A, Beuthan J, Scherer H, Müller G (1992b) Experimentelle Untersuchung zur Optimierung der Parameter verschiedener Lasersysteme zur Stapedotomie. Lasermedizin 8: 174-181

Jovanovic S, Schönfeld U, Berghaus A et al. (1992c) CO_2-Laser-Stapedotomie - klinische Erfahrungen. In: Wissenschaftswoche 1992, Forschungsprojekte am Klinikum Steglitz, S 202-203

Jovanovic S, Anft D, Schönfeld U, Tausch-Treml R (1993a) Tierexperimentelle Untersuchungen zur Eignung verschiedenener Lasersysteme für die Stapedotomie. Eur Arch Otorhinolaryngol Suppl II:38-39

Jovanovic S, Anft D, Schönfeld U et al. (1993b) Tierexperimentelle Untersuchungen zur Laserstapedotomie. In: Wissenschaftswoche 1993, Forschungsprojekte am Klinikum Steglitz, S 100-101

Jovanovic S, Schönfeld U, Fischer R, Scherer H (1993c) CO_2 laser in stapes surgery. Proc SPIE 1876:17-27

Jovanovic S, Anft D, Schönfeld U, Berghaus A, Scherer H (1995a) Tierexperimentelle Untersuchungen zur CO_2-Laser-Stapedotomie. Laryngorhinootologie 74:26-32

Jovanovic S, Schönfeld U, Prapavat V, Berghaus A, Fischer R, Scherer H, Müller G (1995b) Die Bearbeitung der Steigbügelfußplatte mit verschiedenen Lasersystemen. Teil I: Kontinuierlich strahlende Laser. HNO 43:149–158

Jovanovic S, Schönfeld U, Prapavat V, Berghaus A, Fischer R, Scherer H, Müller G (1995c) Die Bearbeitung der Steigbügelfußplatte mit verschiedenen Lasersystemen. Teil II: Gepulste Laser. HNO 43:223–233

Jovanovic S, Schönfeld U, Fischer R, Döring M, Prapavat V, Müller G, Scherer H (1995d) Temperaturmessungen im Innenohr-Modell bei Laserbestrahlung. Lasermedizin 11:11–18

Jovanovic S, Anft D, Schönfeld U, Berghaus A, Scherer H (1995e) Experimental studies on the suitability of the erbium laser for stapedotomy in an animal model. Eur Arch Otorhinolaryngol 252:422–427

Jovanovic S, Schönfeld U, Fischer R, Döring M, Prapavat V, Müller G, Scherer H (1995f) Thermische Belastung des Innenohres bei der Laser-Stapedotomie. Teil I: Kontinuierlich strahlende Laser. HNO 43:702–709

Jovanovic S, Schönfeld U, Prapavat V, Berghaus A, Fischer R, Scherer H, Müller GJ (1995g) Effects of continuous-wave laser systems on stapes footplate. Las Surg Med 19:424–432

Jovanovic S, Schönfeld U, Fischer R, Döring M, Prapavat V, Müller G, Scherer H (1996a) Thermische Belastung des Innenohres bei der Laser-Stapedotomie. Teil II: Gepulste Laser. HNO 44:6–13

Jovanovic S, Schönfeld U, Prapavat V, Berghaus A, Fischer R, Scherer H, Müller GJ (1996b) Effects of continuous wave laser system on stapes footplate. Las Surg Med 19:424–432

Jovanovic S, Schönfeld U, Hensel H, Scherer H (1997a) Clinical experiences with the CO_2 laser in revision stapes surgery. Lasermedizin 13:37–40

Jovanovic S, Schönfeld U, Prapavat V, Berghaus A, Fischer R, Scherer H, Müller G (1997b) Effects of pulsed laser system on stapes footplate. Las Surg Med (in press)

Kautzky M, A Trödhan, Susani M, Schenk P (1991) Infrared laser stapedotomy. Eur Arch Otorhinolaryngol 248:449–451

Lesinski SG (1989) Lasers for Otosclerosis. Laryngoscope 99 [Suppl 46]:1–24

Lesinski SG (1990a) Laser stapes surgery (letter). Laryngoscope 100:106–107

Lesinski SG (1990b) Lasers for otosclerosis – which one if any and why. Lasers Surg Med 10:448–457

Lesinski SG, Newrock R (1993) Carbon dioxide lasers for otosclerosis. Otolaryngol Clin North Am 26:417–441

Lesinski SG, Stein JA (1992) Lasers in revision stapes surgery. Oper Techn Otolaryngol Head Neck Surg 3:21–31

Levenson MJ, Bellucci RJ, Grimes C, Ingerman M, Parisier SC (1987) Otosclerosis surgery in a resident training program. Arch Otolaryngol Head Neck Surg 113: 29–31

Lim RJ (1992) Safety of carbon dioxide laser for stapes surgery. Lasers Surg Med (4) 61

Linthicum F (1971) Histologic evidence of the cause of failure in stapes surgery. Ann Otol Rhinol Laryngol 80:67–77

Lippy WH (1980) Stapedectomy revision. Am J Otol 2:15–21

Lyons GD, Webster DB, Mouney DF, Lousteau RJ (1978) Anatomical consequences of CO_2 laser surgery of the guinea pig ear. Laryngoscope 88:1749–1754
Marquet J (1983) Otosclerosis: Small hole technique. J Laryngol Otol Suppl 8:78–80
Marquet J (1985) Stapedotomy technique and results. Am J Otol 6:63–67
Marquet J, Creten WL, Van Camp KJ (1972) Consideration about the surgical approach in stapedectomy. Acta Otolaryngol (Stockh) 74:406
McGee TM (1981) Comparison of small fenestra and total stapedectomy. Ann Otol 90:663–666
McGee TM (1983) The argon laser in surgery for chronic ear disease and otosclerosis. Laryngoscope 93:1177–1182
McGee TM, Kartush JM (1990) Laser stapes surgery (letter). Laryngoscope 100: 106–107
Moriarty, BG (1990) Stapes surgery: implications for training. J Laryngol Otol 104:203–205
Morrison AW (1979) Diseases of the otic capsule-Otosclerosis. In: Ballantyne J, Groves J (eds) Scott Brown's Diseases of the ear, nose and throat (4th edn). 2 Butterworths, London 2, pp 405–464
Nagel D (1996) Laser in der Ohrchirurgie. HNO 44:553–554
Palva T (1987) Argon laser in otosclerosis surgery. Acta Otolaryngol (Stockh) 104:153–157
Perkins RC (1980) Laser stapedotomy for otosclerosis. Laryngoscope 90: 228–241
Persson P, Harder H, Magnuson B (1997) Hearing results in otosclerosis surgery after partial stapedectomy, total stapedectomy and stapedotomy. Acta Otolaryngol (Stock) 117:94–99
Pfalz R, Lindenberger M, Hibst R (1991) Mechanische und thermische Nebenwirkungen des Argon-Lasers in der Mittelohrchirurgie (in vitro). Eur Arch Otorhinolaryngol Suppl II:281–282
Pfalz R, Bald N, Hibst R (1992) Eignung des Erbium:YAG Lasers für die Mittelohrchirugie. Eur Arch Otorhinolaryngol Suppl II:250–251
Pfander F (1975) Das Knalltrauma. Springer, Berlin Heidelberg New York
Plester D (1986) Revision surgery in otosclerosis. In: Penha R (ed) Proceedings of the International Symposium on Otosclerosis. Universidade Nova de Lisboa, pp 245–253
Plester D, Hildmann H, Steinbach E (1989) Atlas der Ohrchirurgie. Kohlhammer, Stuttgart
Prapavat V, Jovanovic S, Schönfeld U, Beuthan J (1992) Experimentelle Untersuchung zur Optimierung der Laser-Gewebe-Wechselwirkung bei Stapedotomie. Arch Otorhinolaryngol [Suppl] II:366
Pratisto H, Frenz M, Ith M, Romano V, Felix D, Grossenbacher R, Altermatt H, Weber H. (1996) Temperature and pressure effects during erbium laser stapedotomy. Las Surg Med 18:100–108
Rosen S (1952) Palpation of stapes for fixation. Preliminary procedure to determine fenestration suitability in otosclerosis. Arch Otolaryngol 56:610–615
Schlenk E, Profeta G, Nelson JS, Andrew JJ, Berns MW (1990) Laser assisted fixation of ear prosthesis after stapedectomy. Lasers Surg Med 10:444–447

Scholz C, Grothues-Spork M (1992) Die Bearbeitung von Knochen mit dem Laser. In: Berlien HP, Müller G (Hrsg) Angewandte Lasermedizin, Lehr- und Handbuch für Praxis und Klinik, 5. Ergänzungslieferung III-3.11.1 (1. Aufl, 1989). ecomed, Landsberg München Zürich, S 1–23
Schönfeld U, Fischer R, Jovanovic S, Scherer H (1994) „Lärmbelastung" während der Laser-Stapedotomie. Eur Arch Otolaryngol Suppl II: 244–246
Segas J, Georgiadis A, Christodoulou P, Bizakis J, Helidonis E (1991) Use of the excimer laser in stapes surgery and ossiculoplasty of middle ear ossicles: Preliminary report of an experimental approach. Laryngoscope 101: 186–191
Shah KU, Poe DS, Rebeiz EE, Perrault DF, Pankratow MM, Shapshay SM (1996) Erbium laser in middle ear surgery: in vitro and in vivo animal study. Laryn goscope 106: 418–422
Shah N (1981) Stapedectomy. Changing pattern: numbers, results and complications. Revue de Laryngologie 102: (5–6) 231–235
Shapira A, Ophir D, Marshak G (1985) Success of stapedectomy performed by residents. Am J Otolaryngol 6: 388–391
Shea JJ (1958) Fenestration of the oval window. Ann Otol Rhinol Laryngol 67: 932–951
Sheehy JL, Nelson RA, House HP (1981) Revision stapedectomy: A review of 258 cases. Laryngoscope 91: 43–51
Silverstein H, Rosenberg S, Jones R (1989) Small fenestra stapedotomies with and without KTP laser: a comparison. Laryngoscope 99: 485–488
Silverstein H, Bendet E, Rosenberg S, Nichols M (1994) Revision stapes surgery with and without laser: a comparison. Laryngoscope 104: 1431–1438
Smith MFW, Hopp ML (1986) 1984 Santa Barbara state of the art Symposium on otosclerosis. Ann Otol Rhinol Laryngol 95: 1–4
Smyth GDL, Hassard TH (1978) Eighteen years experience in stapedectomy. The case for the small fenestra operation. Ann Otol Rhinol Laryngol Suppl 87: 3–36
Somers T, Govaerts P, Marquet T, Offeciers E (1994) Statistical analysis of otosclerosis surgery performed by Jean Marquet. Ann Otol Laryngol 103: 945–951
Strunk CL, Quinn FB, Bailey BJ (1992) Stapedectomy techniques in residency training. Laryngoscope 102: 121–124
Stubig IM, Reder PA, Facer GW, Rylander HG, Welch AJ (1993) Holmium:YAG laser stapedotomy: preliminary evaluation. Proc SPIE 1876: 10–19
Thoma J (1984) Experimentelle Untersuchungen zur Anwendbarkeit von Laserlicht zum Zweck der Stapedotomie. Habilitationsschrift an der Freien Universität Berlin
Thoma J, Unger V, Kastenbauer E (1981) Temperatur- und Druckmessungen im Innenohr bei der Anwendung des Argon-Lasers. Laryngorhinootologie 60: 587–590
Thoma J, Unger V, Kastenbauer E (1982) Funktionelle Auswirkungen des Argon-Lasers am Hörorgan des Meerschweinchens. Laryngorhinootologie 61: 473–476
Thoma J, Mrowinski D, Kastenbauer ER (1986) Experimental investigations on the suitability of the carbon dioxide laser for stapedotomy. Ann Otol Rhinol Laryngol 95: 126–131

Vernick DM (1986) Stapedectomy results in a residency training program. Ann Otol Rhinol Laryngol 95:477–479
Vernick DM (1990) Laser stapes surgery (letter). Laryngoscope 100:106–107
Vernick DM (1996) A comparison of the results of KTP and CO_2 laser stapedotomy. Am J Otol 17:221–224
Vollrath M, Schreiner C (1982a) Influence of argon laser stapedotomy on cochlear potentials. I. Alteration of cochlear microphonics (CM). Acta Otolaryngol Suppl (Stockh) 385:1–31
Vollrath M, Schreiner C (1982b) The effects of the argon laser on temperature within the cochlea. Acta Otolaryngol (Stockh) 93:341–348
Vollrath M, Schreiner C (1983a) Influence of argon laser stapedotomy on cochlear potentials. III. Extracochlear record DC potential. Acta Otolaryngol (Stockh) 96:49–55
Vollrath M, Schreiner C (1983b) Influence of argon laser stapedotomy on inner ear function and temperature. Otolaryngol Head Neck Surg 91:521–526
Zrunek M, Kautzky M, Hübsch P (1993) Experimentelle Laserchirurgie bei ossifizierter Cochlea. Eur Arch Otorhinolaryngol Suppl II:37–38

Sachverzeichnis